Nasibeh Hosseini-Vasoukolaei
Amir Ahmad Akhavan
Mahmood Jeddi-Tehrani

Perfis de expressão de transcritos salivares de Phlebotomus papatasi

Nasibeh Hosseini-Vasoukolaei
Amir Ahmad Akhavan
Mahmood Jeddi-Tehrani

Perfis de expressão de transcritos salivares de Phlebotomus papatasi

Variação antigénica das glândulas salivares de
Phlebotomus papatasi em relação a alguns
factores biológicos e ambientais

ScienciaScripts

Imprint

Any brand names and product names mentioned in this book are subject to trademark, brand or patent protection and are trademarks or registered trademarks of their respective holders. The use of brand names, product names, common names, trade names, product descriptions etc. even without a particular marking in this work is in no way to be construed to mean that such names may be regarded as unrestricted in respect of trademark and brand protection legislation and could thus be used by anyone.

Cover image: www.ingimage.com

This book is a translation from the original published under ISBN 978-3-659-81940-7.

Publisher:
Sciencia Scripts
is a trademark of
Dodo Books Indian Ocean Ltd. and OmniScriptum S.R.L publishing group

120 High Road, East Finchley, London, N2 9ED, United Kingdom
Str. Armeneasca 28/1, office 1, Chisinau MD-2012, Republic of Moldova, Europe
Printed at: see last page
ISBN: 978-620-8-20341-2

ÍNDICE DE CONTEÚDOS

Prefácio

A leishmaniose é uma doença transmitida pela mosca da areia, causada por um protozoário parasita da espécie *Leishmania*. Esta doença está registada em cerca de 100 países, com uma prevalência de 12 milhões de pessoas infectadas e uma incidência de 2 milhões de pessoas por ano. Cerca de 350 milhões de pessoas correm o risco de serem infectadas com leishmaniose.

A leishmaniose cutânea zoonótica (LCZ) é uma doença tropical negligenciada de importância para a saúde pública em muitas zonas rurais de 17 das 31 províncias do Irão. Na província de Esfahan, que é uma zona hiperendémica de LCZ no centro do Irão, a taxa de incidência de LCZ é de cerca de 2400 casos por ano (comunicação do Centro de Saúde Pública de Esfahan) e é considerada uma subestimação da incidência real.

A saliva dos flebotomíneos é constituída por diferentes moléculas que são necessárias para que um mosquito da areia consiga alimentar-se de sangue. Além disso, a exposição prévia à saliva de flebótomos afecta indiretamente o estabelecimento de *Leishmania* em hospedeiros vertebrados. Camundongos previamente expostos à saliva por injeção ou por picadas de flebótomos não infectados apresentaram uma resposta imunitária humoral e celular contra antigénios salivares que os protegeram contra a *infeção por L. major*. É importante notar que a imunização de ratinhos com moléculas definidas da saliva de espécies vectoras também conferiu uma forte proteção contra a infeção por *L. major*. Isto sugere que os componentes salivares da mosca da areia podem ser considerados como candidatos a uma vacina de cocktail contra a infeção por *Leishmania*.

No foco hiperendémico de ZCL em Esfahan, *L. major* é o agente causador, *Phlebotomus papatasi* é o principal vetor e *Rhombomys opimus* (grande gerbo) é o principal reservatório da doença. Na área de estudo, os gerbos grandes são repetidamente picados por *P. papatasi* com várias caraterísticas fisiológicas e em condições ambientais diversas. Por conseguinte, é importante analisar o efeito, caso exista, da variabilidade dos componentes das glândulas salivares do vetor nas infecções por *L. major* e no resultado clínico da doença. Neste estudo, definimos as proteínas das glândulas salivares da população selvagem de *P. papatasi* com várias caraterísticas fisiológicas em diferentes estações do ano, e também a resposta imunitária do hospedeiro reservatório a diferentes antigénios salivares, para compreender a interação natural entre o vetor, o hospedeiro e o parasita na área de estudo.

Antes de realizar o presente estudo, havia pouca informação sobre o efeito de factores bióticos e abióticos na expressão de genes do mosquito da areia. Assim, tendo em conta a importância da saliva na alimentação sanguínea do mosquito da areia e no estabelecimento *da Leishmania* no hospedeiro vertebrado e no aparecimento da doença, analisámos o efeito das caraterísticas fisiológicas e sazonais no perfil de expressão dos genes salivares do mosquito da areia. Esperamos que os resultados deste estudo possam ser úteis na conceção de uma vacina baseada na saliva para controlar a doença.

Abreviaturas

DALY: disability adjusted life years
ZCL: zoonotic cutaneous leishmaniasis
ACL: anthroponotic cutaneous leishmaniasis
VL: visceral leishmaniasis
PKDL: post kala-azar dermal leishmaniasis
MCL: mucucutaneous leishmaniasis
SGL: salivary gland lysate
SGA: salivary gland antigene
SGH: salivary gland homogenate
SDS-PAGE: Sodium dodecyl sulfate−polyacrylamide gel electrophoresis
qRT-PCR: quantitative real time polymerase chain reaction
RFLP: restriction fragment length polymorphism
CT: cycle threshold
AMP: adenosine monophosphate
DC: dendritic cell
NO: nitric oxide
DTH: delayed type hypersensitivity
APCs: antigen presenting cells
PpSP15: *Phlebotomus papatasi* salivary protein 15
PpSP44: *Phlebotomus papatasi* salivary protein 44
U: unfed
F: fed
Sg: semi-gravid
G: gravid
P: parous
N: nulliparous
In: infected
No: non-infected

Resumo

Antecedentes: A leishmaniose cutânea zoonótica (LCZ) é uma doença endémica em muitas zonas rurais do Irão. Na província de Esfahan, no centro do Irão, que é um foco hiperendémico de LCZ, *Phlebotomuspapatasi* e *Rhombomys opimus* são o principal vetor e reservatório, respetivamente. A saliva da mosca da areia é constituída por moléculas que ajudam o estabelecimento do parasita e induzem respostas imunitárias nos hospedeiros vertebrados. No presente estudo, investigou-se o padrão dos antigénios das glândulas salivares *de P. papatasi* e o perfil de expressão dos genes salivares em determinadas condições biológicas e ambientais.

Métodos: Os flebotomíneos foram recolhidos durante 2012-2013 e agrupados de acordo com os estádios fisiológicos, tais como não alimentado, alimentado, semigrávido, grávido, paroso, nulíparo, infetado ou não infetado com *Leishmania major* e também com base na estação em que foram recolhidos. A concentração de proteínas da saliva foi determinada utilizando o kit de ensaio de proteínas BCA. Os antigénios das glândulas salivares (SGAs) foram analisados utilizando SDS- PAGE e a resposta de anticorpos contra SGAs em *R. opimus* foi titulada utilizando os métodosELISA e Western blot. A PCR quantitativa em tempo real foi aplicada para avaliar duas expressões significativas dos genes salivares SP15 e SP44.

Resultados: O teor mais elevado de proteínas foi encontrado nas glândulas salivares de moscas da areia não alimentadas. O teor de saliva foi mais elevado nas parosas em comparação com as nulíparas; no verão em comparação com a primavera; e nas moscas *infectadas com Leishmania* em comparação com as não infectadas. Foram observadas variações no padrão electroforético dos SGAs entre moscas da areia com vários estádios fisiológicos, particularmente de 4-9 bandas proteicas de 14-70 kDa. O SGL de moscas não alimentadas e grávidas apresentou bandas proteicas adicionais em comparação com moscas alimentadas e semi-grávidas. Os padrões de SGA das moscas da areia colhidas em várias estações do ano eram diferentes em 5-6 bandas antigénicas com pesos moleculares de 14-42 kDa. Faltavam bandas de proteínas no SGL das parturientes em comparação com o das nulíparas; e no verão em comparação com as moscas colhidas na primavera. A intensidade das bandas de proteínas era um pouco mais forte nas moscas da areia não infectadas do que nas infectadas. As análises Western Blot revelaram 6-9 bandas antigénicas com massas moleculares de 14-70 kDa em diferentes grupos. O soro de *R. opimus* reagiu fortemente com uma banda antigénica de cerca de 28 kDa no SGL de todos os grupos de flebótomos, sendo necessários mais estudos para confirmar a resposta imunitária induzida contra esta proteína.

As expressões dos genes salivares SP15 e SP44 foram reguladas positivamente nas moscas alimentadas com sangue em comparação com as moscas não alimentadas. Entre os quatro grupos de moscas alimentadas, não alimentadas, semi-grávidas e grávidas, o nível mais baixo de expressão dos genes SP15 e SP44 foi observado nas moscas grávidas. Observou-se um nível de expressão mais elevado do transcrito SP15 no grupo de moscas paradas, que são mais velhas, em comparação com as moscas nulíparas. O nível de expressão de ambos os transcritos salivares SP15 e SP44 foi regulado positivamente em *P. papatasi* recolhidas durante o verão, em comparação com as moscas recolhidas na primavera. Além disso, o gene salivar SP15 apresentou uma maior regulação positiva em moscas não infectadas em comparação com o perfil de expressão em *P. papatasi* infectadas com *L. major*.

Conclusão: Este estudo contribui para compreender o efeito de alguns factores biológicos e ambientais nos perfis antigénicos das glândulas salivares *de P. papatasi* e nas respostas de anticorpos no hospedeiro reservatório e também demonstra a expressão diferencial de genes da saliva entre diferentes grupos da população de *P. papatasi* em condições naturais de campo.

Palavras chave: *Phlebotomus papatasi, Rhombomys opimus, Leishmaniamajor,* Saliva, Resposta de anticorpos, Expressão génica

1. Introdução

1- 1. Leishmaniose cutânea zoonótica no Velho Mundo

A leishmaniose é uma doença tropical negligenciada causada por um protozoário parasita da espécie *Leishmania*. Aproximadamente 350 milhões de pessoas estão em risco de serem infectadas com leishmaniose. Esta doença está registada em cerca de 100 países, com uma prevalência de 12 milhões de pessoas infectadas e uma incidência de 2 milhões de pessoas por ano (Postigo 2010, Alvar et al. 2012) (Fig. 1-1). A estimativa do peso da doença é de 2357000 DALY (anos de vida ajustados por incapacidade) (OMS 2010).

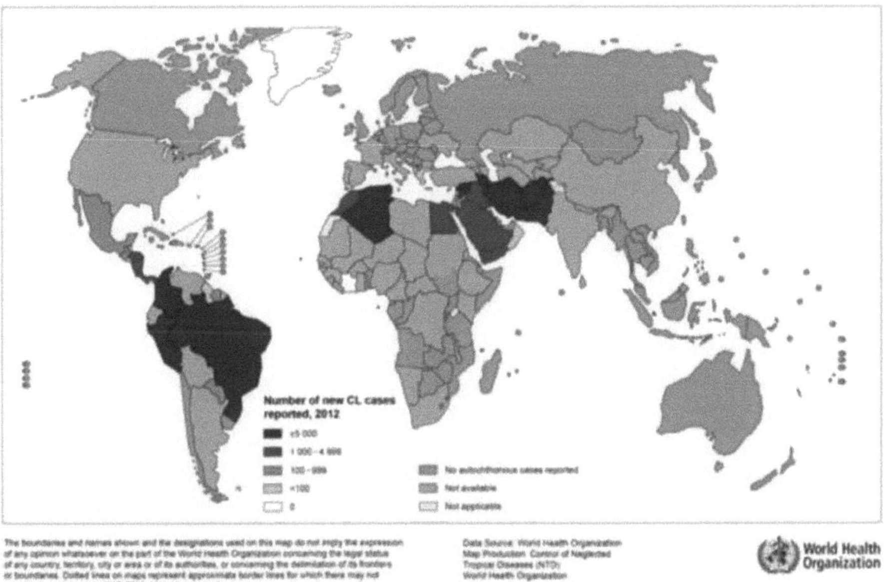

Fig. 1 - 1 Situação da endemicidade da leishmaniose cutânea a nível mundial, 2010 (Fonte de dados: Organização Mundial de Saúde; Produção do mapa: Controlo das Doenças Tropicais Negligenciadas (DTN) Organização Mundial de Saúde)

http ://gamap s erver. who. int/mapLibrary/F iles/Maps/Le ishmanias is CL 2013.png

A leishmaniose é uma doença complexa com formas clínicas de leishmaniose cutânea (LC), leishmaniose visceral (LV), leishmaniose dérmica pós-calazar (PKDL) e leishmaniose mucucutânea (MCL). A leishmaniose visceral é a forma mais grave e é fatal se não for tratada. O agente causador é *Leishmania donovanicomplex* A leishmaniose cutânea é um problema de saúde pública, mas não é fatal e é causada por várias espécies de *leishmania* (Quadro 1-1). A leishmaniose cutânea é endémica em cerca de 82 países, com 1-1,5 milhões de novos casos por ano. Cerca de 90% dos casos de LC a nível mundial são notificados no Afeganistão, Argélia, Irão, Iraque, Arábia Saudita, Síria, Brasil e Peru (Desjeux 2004, Gramiccia e Gradoni 2005, Sharma & Singh 2008, Khamesipour 2014).

Quadro 1- 1: Espécies de *Leishmania* patogénicas para o homem e seus vectores no Velho Mundo (Fonte: Sharma & Singh 2008)

Geographical distribution	Causative species	Disease form	Sand fly vector
North Africa, central and west Asia	*L. major*	Rural, zoonotic, cutaneous leishmaniasis, or oriental sore	*P. papatasi, P. duboscqi, P. salehi*
Central & west Asia and western India	*L. tropica*	Urban, anthroponotic cutaneous oriental sore	*P. sergenti*
Ethiopia and Kenya	*L. aethiopica*	Cutaneous leishmaniasis, diffuse cutaneous leishmaniasis	*P. longipes, P. pedifer*
Indian subcontinent, (India, Nepal, Bangladesh) and east Africa	*L. donovani*	Visceral leishmaniasis, kala-azar, post-kala-azar dermal leishmaniasis (PKDL)	*P. argentipes, P. orientalis, P. martini*
Mediterranean basin, central & west Asia	*L. infantum*	Infantile visceral leishmaniasis	*P. ariasi, P. perniciosus*

A leishmaniose cutânea é classificada em quatro formas clínicas: localizada, recidivante, difusa e mucosa. Na forma localizada, o parasita está limitado à pele. Após o período de incubação, surgem lesões (0,5 a 3 cm de diâmetro) em algumas partes expostas do corpo, como a face, as pernas e os braços. A maioria das lesões cicatriza automaticamente após meses ou anos, deixando cicatrizes eternas (Reithinger et al. 2007). Na forma recidivante, as lesões recidivam no bordo de cicatrizes anteriores e ocorrem em cerca de 5 % dos doentes com LC infectados com *L. tropica* com deficiência na resposta imunitária mediada por células (Desjeux 2004, Gonzalez et al. 2008). A leishmaniose difusa causa lesões difusas na pele e ocorre principalmente em África, transmitida pela *L. aethiopica* (Alrajhi 2003). A leishmaniose dérmica pós-calazar é uma forma de leishmaniose difusa que ocorre até 20 anos depois em indivíduos afectados com tratamento incompleto (Rathi et al.2005). A leishmaniose mucosa causa lesões desfigurantes e danos extensos nas cavidades nasal, oral e faríngea. Ocorre principalmente na América do Sul. No Velho Mundo, é causada por *L. tropica, L. major* e *L. infantum* (Gonzalez et al. 2008).

A leishmaniose cutânea no Velho Mundo é classificada em leishmaniose cutânea antroponótica (LCA) e leishmaniose cutânea zoonótica (LCZ) no que respeita à transmissão. No Velho Mundo, a distribuição geográfica da LCC é nas zonas rurais do Médio Oriente, Norte de África e China (Gonzalez et al. 2008). A leishmaniose cutânea zoonótica é causada por *L. major, L. aethiopica* e *L. infantum* dermotrópica nos países do Velho Mundo (Gramiccia e Gradoni 2005).

A leishmaniose cutânea zoonótica é transmitida principalmente pelo mosquito da areia, pertencente ao subgénero *Phlebotomus*. Os vectores comprovados são *Phlebotomuspapatasi* e as espécies relacionadas *P. duboscqi* e *P. salehi. O Phlebotomuspapatasi*, como principal vetor, tem uma distribuição muito ampla: no Norte de África, na Ásia Central, na Índia e no Médio Oriente. Esta espécie é quase sinantrópica e vive perto de habitações humanas. *O Phlebotomus papatasi* é geneticamente conservado, com pouca variação ao longo da sua distribuição geográfica, e toma a refeição de sangue de uma grande variedade de hospedeiros reservatórios de espécies de roedores (Gramiccia & Gradoni 2005, Postigo *2010). O Phlebotomus caucasicus* também demonstrou ser um vetor da doença entre gerbos no Irão (Yaghoobi-Ershadi et al. 1994).

Várias espécies de roedores são hospedeiros reservatórios da ZCL: *Rhombomys opimus* mantém o parasita na Ásia Central, no Irão e no Afeganistão. *Meriones hurrianae* na Índia e no Irão; *Meriones libycus* na Península Arábica, na Ásia Central e no Irão; *Tatera* spp. na África Subsariana e no Irão; *Psammomyus obesus* (rato gordo da areia) e *Meriones crassus* no Norte de África e no Médio Oriente; e também várias espécies de roedores, como *Arvicanthis* spp. e *Xerus* spp. na África Subsariana são os reservatórios da doença na zona (Javadian 1988, Javadian et al.1998,Yaghoobi-Ershadi & Javadian 1996, Yaghoobi-Ershadi et al. 1996, 2003, Mohebali et al. 2004, Gramiccia & Gradoni 2005).

A ZCL é endémica, com uma importância crescente para a saúde pública, aproximadamente em muitas zonas rurais de 17 das 31 províncias do Irão (Fig. 1-2; Akhavan 2011). Os focos endémicos de ZCL estão localizados no centro, nordeste, oeste, sudoeste e sudeste do país. Os focos do centro e do nordeste do Irão incluem Esfahan, Sarakhs, Lotfabad, Turkmen Sahra, Bakran, Jajarm, Abarghoo e Abardezh-e-Varamin.

Os centros oeste e sudoeste compreendem os distritos fronteiriços do Irão e do Iraque (Soomar a sul, Fakkeh, Moosian, Eainkhosh, Mehran, Dehloran, Dasht-e-abbas, Dezful, Ahwaz e Bushehr). No centro do sudeste, no distrito de Dashtyari, no Baluchistão iraniano, e em alguns novos centros, como Badrood, Kashan, Arsanjan, Neiriz e Marvdasht, a doença é endémica (Javadian 2008).

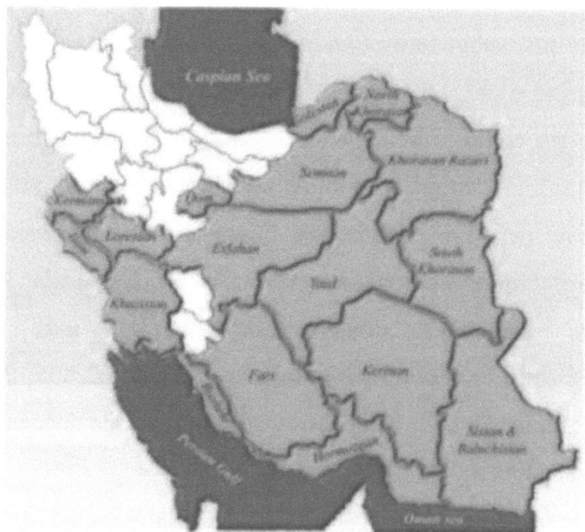

Fig. 1- 2 Leishmaniose cutânea zoonótica nas zonas rurais de 17 das 30 províncias do Irão (Fonte: Akhavan 2011)

1-   2. Vectores da leishmaniose cutânea zoonótica

Os vectores da ZCL são membros do subgénero *Phlebotomus* (subfamília Phlebotominae (Diptera, Psychodidae; Lane 1993). Foram descritas cerca de 800 espécies de flebotomíneos, das quais cerca de 10% foram incriminadas como vectores da leishmaniose (Maroli & Khoury 2004).

Os vectores comprovados de ZCL *incluem P.papatasi,* o vetor principal, e as espécies relacionadas de *P. caucasicus, P. salehi* e *P. dubosqi* (Yaghoobi- Ershadi et al. 1994, Gramiccia & Gradoni 2005). Até à data, foram notificadas 44 espécies de moscas da areia (26 espécies de *Phlebotomus* e 18 espécies de *Sergentomia*) no Irão (Yaghoobi-Ershadi 2012). *Phlebotomus papatasi* é o principal vetor que transmite a doença dos roedores aos seres humanos, enquanto *P. caucasicus, P. mongolences, P. andrejevi, P.ansarii, P. alexandri* e *P. salehi* mantêm o parasita nos roedores (Nadim et al. 1968, 1994, Mesghali & Seyedi-Rashti 1968, Javadian et al. 1977, Yaghoobi-Ershadi et al. 1994,1995, Yaghoobi-Ershadi& Akhavan 1999, Yaghoobi-Ershadi et al. 2005, Azizi et al. 2012).

1-   3. Biologia do flebotomíneo da areia

Os flebotomíneos são pequenos, peludos, com pernas delgadas e com um comprimento de corpo raramente superior a 3 mm. Quando estão em repouso, mantêm as asas em forma de V acima do abdómen (Lane 1993). Cerca de 70 das 800 espécies de flebotomíneos são vectores comprovados ou suspeitos de leishmaniose (Maroli & Khoury 2004).

Para se alimentarem de sangue, andam normalmente de um lado para o outro no hospedeiro antes de descerem para picar. As moscas da areia flebotomíneas, ao contrário dos mosquitos, têm um ataque silencioso. Devido ao seu comportamento de saltitar, é suposto não se dispersarem para longe dos seus locais de reprodução. A distância de dispersão varia consoante a espécie e o habitat. A distância máxima de dispersão raramente é superior a um quilómetro, exceto uma espécie (*P. ariasi*) que se desloca mais de dois quilómetros (Killick-Kendrick et al. 1921, Quate 1964, Yuval et al. 1988, Doha et al. 1991, Kamhawi et al. 1991, Alexander et al. 1992).

Os flebotomíneos são noturnos ou crepusculares, apesar de algumas espécies serem diurnas. Os locais de repouso diurno são bastante frescos e húmidos. Os seus locais de repouso incluem tocas de roedores, ninhos de aves e térmitas, estábulos, grutas, caves de casas, casas de banho, fendas nas paredes, rochas ou solos e vegetação florestal e buracos de árvores. Na maior parte das espécies, as fêmeas são principalmente exofágicas e exofílicas, que picam no exterior e, durante o ciclo gonotrófico, repousam no exterior, pelo que não podem ser eficazmente controladas através da pulverização residual interna com insecticidas (Lane 1993, Killick-Kendrick 1999).

Tanto os machos como as fêmeas de mosca-da-areia alimentam-se de açúcar de fontes naturais como sumo de plantas (Schlein & Warburg 1986) e melada de afídeos (Killick-Kendrick & Killick-Kendrick 1987, Moore et al. 1987, MacVicker et al. 1990, Cameron et al. 1995). As fêmeas também se alimentam de sangue; precisam de sangue para produzir a nutrição necessária para a produção de ovos. Algumas espécies têm autogenia, produzem o primeiro lote de ovos sem alimentação sanguínea (El Kammah 1973).

As espécies diferem quanto ao número de refeições de sangue para completar o seu ciclo gonotrófico. Algumas espécies precisam de mais de uma refeição de sangue para completar o seu ciclo gonotrófico, enquanto outras precisam de uma refeição de sangue para cada lote de ovos. Numerosas refeições de sangue aumentam os contactos entre a mosca da areia e o hospedeiro e, por conseguinte, a transmissão do parasita. Dependendo da espécie de mosquito-da-areia e das condições ambientais, as fêmeas sobrevivem à oviposição e passam por vários ciclos gonotróficos. *Phlebotomus papatasi* e *P. duboscqui* são muitas vezes gonotroficamente discordantes na natureza e demonstraram, em experiências laboratoriais, serem capazes de sobreviver até quatro e oito ciclos gonotróficos, respetivamente (Mukhopadhyay & Ghosh 1999). Nos flebótomos infectados, o parasita danifica a válvula estomodal e interfere com a alimentação sanguínea, pelo que o flebótomo precisa de sondar várias vezes o hospedeiro reservatório enquanto se ingere (Schlein et al. 1992).

A saliva das moscas-da-areia tem uma composição que as ajuda a ter uma refeição de sangue bem sucedida e também ajuda o estabelecimento do parasita no hospedeiro vertebrado (Titus & Ribeiro 1988, Theodos et al. 1991, Samuelson et al. 1991, Kamhawi 2006). Os componentes da saliva não são constantes em moscas-da-areia de diferentes espécies, sexo, idade e geração (Volf et al. 2000, Ben HadjAhmed et al. 2010a). Os factores ambientais e as localizações geográficas parecem ter efeito na composição da saliva (Coutinho-Abreu et al. 2011). Existe uma relação entre a altura em que as fêmeas acasalam e a alimentação sanguínea. Algumas espécies acasalam depois, outras antes e outras na altura do ingurgitamento (Lane et al. 1990, Jarvis & Rutledge 1992, Valenta et al. 2000). Para o acasalamento, os machos segregam feromona produzida por glândulas no abdómen para serem distinguidos pelas fêmeas (Ward & Morton 1991).

Para a postura dos ovos, as fêmeas grávidas selecionam os nichos ecológicos que são adequados para o crescimento da descendência (Killick-Kendrick 1987). Num estudo anterior sobre *P. papatasi* e *lutzomia longipalpis,* os ovos de espécies conspecíficas funcionam como um atrativo de oviposição para as fêmeas grávidas da mesma espécie. Este estimulante é produzido pelas glândulas acessórias das fêmeas (Elnaiem &Ward 1991, Srinivasan et al. 1995). O período desde a alimentação com sangue até ao desenvolvimento dos ovos é de cerca de 4-8 dias e depende da espécie, da velocidade de digestão e da temperatura ambiente. Os estádios prematuros da mosca-da-areia são o ovo, quatro instares larvares e a pupa (Killick-Kendrick 1987). As larvas são terrestres e não aquáticas. Necessitam de humidade e de uma temperatura relativamente baixa e alimentam-se de materiais orgânicos.

Os períodos de tempo necessários para o desenvolvimento das fases dependem da temperatura ambiente. As baixas temperaturas aumentam e as altas temperaturas encurtam os períodos. Os ovos eclodem após 7-10 dias. As fases larvares demoram pelo menos três semanas e as moscas da areia adultas emergem após 10 dias da pupa. No início, a maioria das moscas emergidas são machos. Algumas espécies de flebotomíneos atravessam o inverno através da diapausa aos 4th instares da larva (Trouillet &Vattier-Bernard 1979, Lawyer & Young 1991).

Phlebotomus papatasi, o principal vetor da ZCL no Velho Mundo e no Irão, é predominantemente endofílico e o seu habitat é próximo do ser humano. A tipagem de microssatélites multi-locus (MLMT) revelou duas populações de *P. papatasi*: A e B. A população A foi registada na Argélia, Marrocos, Tunísia, Paquistão, Índia, Nepal e na maioria das populações iranianas (IR2 - 7). A população B foi detectada na Síria, Egito, Palestina, Jordânia, Chipre, Itália, Turquia, Sudão e numa população iraniana (IR1) originária da província de Khorasan (Hamarsheh et al. 2009). Na região central do Irão, a época ativa do mosquito da areia é de abril ou maio a outubro ou novembro. O primeiro pico de atividade do mosquito da areia ocorre em junho ou julho e o segundo pico em agosto ou setembro (Yaghoobi & Javadian 1997, Yaghoobi & Akhavan 1999).

1-   4. Hospedeiros reservatórios da leishmaniose cutânea zoonótica

No Irão e no resto dos países endémicos de ZCL no Velho Mundo, os roedores da subfamília Gerbillinae desempenham o papel principal como hospedeiros reservatórios. Os gerbos são os mamíferos mais frequentes nos desertos naturais do Velho Mundo (Dubrovskiy 1979, Strelkoova 1996, Yaghoobi-Ershadi et al. 1996). *A Leishmania major* está amplamente distribuída em roedores de regiões áridas e de savana do Velho Mundo, incluindo o *Cazaquistão*, a Ásia Central, o Afeganistão, o Irão, o Sul da Mongólia, a parte ocidental da Península do Hindustão, o Médio Oriente, o Próximo Oriente e o Norte de África. *opimus* (grande gerbo) na Ásia Central, no Norte do Afeganistão e no Irão; *Meriones libycus* (pássaro da Líbia) na Península Arábica, na Ásia Central e no Irão; *M. hurrianae* (pássaro do deserto indiano) na Índia e no Irão; *M. meridianus* em alguns locais da Ásia Central; *Psammomys obesus* (rato gordo da areia) e *M. crassus* no Norte de África e no Médio Oriente; e *Tatera* spp. na África subsariana e no Irão (Dubrovsky 1979, Gramiccia e Gradoni 2005). *Rhombomys opimus* é o principal reservatório de ZCL no centro e nordeste do Irão, *Meriones libycus* é o principal reservatório em algumas partes do centro e sul do Irão. No sul e no sudoeste do país, *T. indicais* é considerado o principal hospedeiro reservatório e *Nesokiaindica* é o hospedeiro secundário. No

Baluchistão iraniano, *M. hurrianae* actua como hospedeiro reservatório (Javadian 1988, Javadian et al.1998, Yaghoobi-Ershadi & Javadian 1996, Yaghoobi-Ershadi et al. 1996, Rassi et al.2006).

1-   5. Ciclo de vida da *Leishmania* no mosquito da areia e no hospedeiro reservatório

O ciclo de vida da *Leishmania* tem duas partes: uma parte no vetor do mosquito da areia e a segunda parte no hospedeiro vertebrado (Fig. 1-3). O desenvolvimento no vetor inicia-se quando a fêmea do mosquito da areia pica o hospedeiro mamífero e ingere sangue contendo macrófagos infectados com amastigotas. As formas amastigotas não estão normalmente presentes na circulação periférica e encontram-se na própria pele. Os parasitas nos órgãos do hospedeiro, como o fígado e o baço, não são acessíveis às moscas da areia. As formas amastigotas são pequenas, imóveis, arredondadas e intracelulares que se encontram nos fagolisossomas dos macrófagos e de outros fagócitos e a sua absorção pela mosca-da-areia deve-se ao seu comportamento de alimentação em piscina (Handman & Bullen 2002).

As moscas da areia cortam a pele com as suas peças bucais e criam uma ferida na qual são libertados macrófagos da pele ou amastigotas libertados, que são depois absorvidos pelo intestino da mosca da areia.

As condições mudam ao passar do hospedeiro mamífero para o intestino do mosquito da areia: diminuição da temperatura e aumento do pH. Estas alterações activam a transformação morfológica do parasita em promastigotas procíclicos, que são fracamente móveis com um flagelo curto na extremidade anterior da célula. As promastigotas procíclicas são as primeiras formas do parasita que são replicativas e se multiplicam na refeição sanguínea inicial e estão rodeadas por membranas peritróficas do tipo I (Fig. 1-4). Após alguns dias, os parasitas começam a abrandar a sua replicação e diferenciam-se em promastigotas nectomonados longos e fortemente móveis. Estas formas migram para a extremidade anterior da membrana peritrófica e separam-se da refeição de sangue para o lúmen do intestino médio.

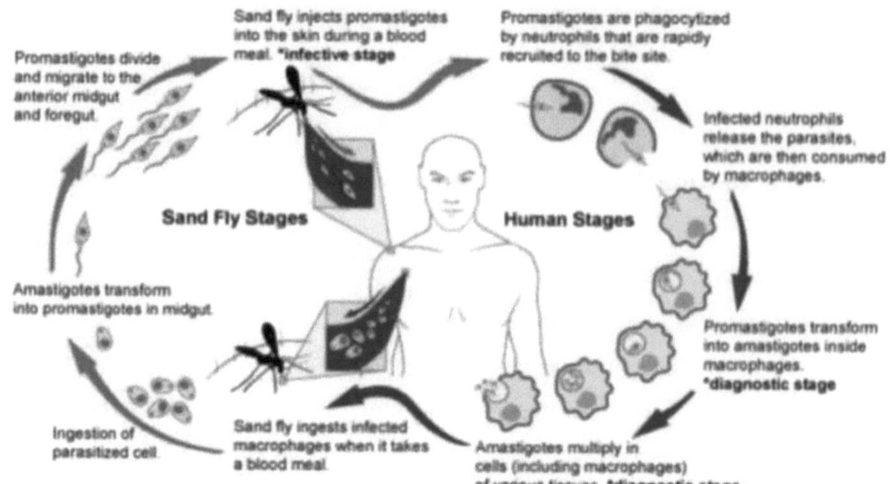

Fig. 1- 3 Ciclo de vida da *Leishmania* no ser humano e no mosquito da areia (Fonte: NIAID, NIH, US A)

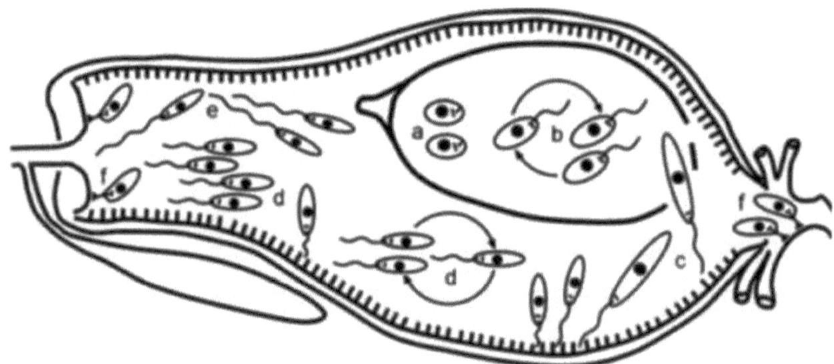

Fig. 1- 4 Desenvolvimento de *Leishmania* no trato digestivo do mosquito da areia.
As amastigotas (a) ingeridas juntamente com a refeição de sangue no intestino médio abdominal desenvolvem-se em promastigotas procíclicas (b), que se replicam e se transformam em nectomonas alongadas (c). As formas seguintes são as nectomonas curtas replicativas chamadas leptomonas (d), que se transformam em promastigotas metacíclicas infecciosas (e) ou se fixam ao revestimento de quitina da válvula estomodeal como haptomonas (f) (fonte: Dostalova & Volf 2012)

Esta fuga está associada à ação da quitinase secretora do parasita (Schlein et al. 1991, Shakarian & Dwyer 2000). Deslocam-se em direção ao intestino médio anterior até atingirem a válvula estomodeal. A sua capacidade de fixação medeia a fase de estabelecimento da infeção (persistência para além da refeição de sangue e fuga à exclusão na defecação) no vetor verdadeiro.

Esta ligação é assistida pelo lipofosfoglicano (LPG) da superfície do parasita principal a uma galectina no epitélio intestinal do mosquito da areia (Pimenta et al. 1992, Kamhawi et al. 2004). Quando chegam à válvula estomodeal, as promastigotas nectomonadas diferenciam-se em promastigotas nectomonadas curtas, também chamadas leptomonadas, que continuam a replicar-se (Gossage et al. 2003). Estas formas produzem gel secretor de promastigotas (PSG) que é responsável pela transmissão (Rogers et al. 2002). Algumas das promastigotas de leptomonas ligam-se ao revestimento de quitina da válvula estomodeal e transformam-se em haptomonas. Algumas das formas de leptomonas transformam-se em promastigotas metacíclicos infecciosos (Sacks & Perkins 1985). Ao picar hospedeiros mamíferos infectados, os flebotomíneos ingerem amastigotas juntamente com a refeição de sangue. Nesta fase, os amastigotas transformam-se em promastigotas procíclicos que se localizam na extremidade posterior do intestino médio (Fig. 1-5).

O período de maturação dos parasitas demora 1-2 semanas, resultando em promastigotas metacíclicos infecciosos localizados na parte anterior do intestino (Bates 2007). Durante a mordedura, os promastigotas metacíclicos são introduzidos na pele de um novo hospedeiro mamífero durante a alimentação sanguínea seguinte, levando à transmissão da doença.

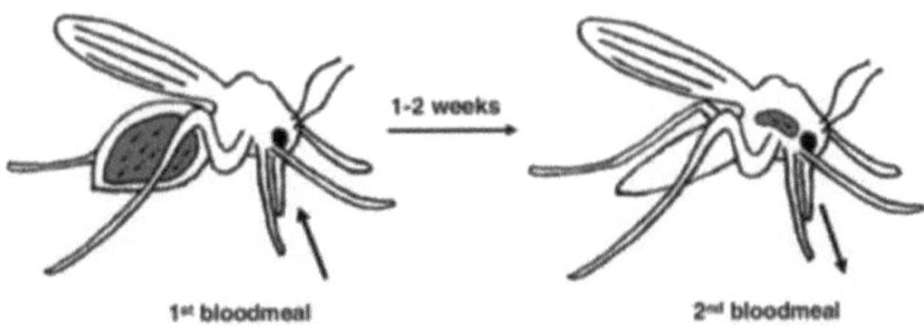

Fig. 1 - 5 Alimentação sanguínea e transmissão da Leishmania (fonte: Bates 2007)

Quando o mosquito da areia pica um novo hospedeiro mamífero, as promastigotas metacíclicas infecciosas, libertadas durante a alimentação sanguínea, são transmitidas para a derme superior da pele. Em seguida, as promastigotas são fagocitadas por macrófagos e diferenciam-se em amastigotas intracelulares obrigatórios. Em seguida, as amastigotas proliferam no interior dos macrófagos e são finalmente libertadas para os tecidos para infetar mais células. O ciclo de vida completa-se quando uma mosca da areia absorve o parasita ao alimentar-se de sangue na pele infetada (Von Stebut 2007).

1- 6. Saliva do mosquito-da-areia; resposta imunitária induzida e proteção atribuída

O flebotomíneo saliva ao picar a pele do hospedeiro vertebrado. A saliva do mosquito-da-areia é constituída por diferentes moléculas que são necessárias para que o mosquito-da-areia se alimente com sucesso de sangue e para o estabelecimento da *Leishmania* em hospedeiros vertebrados (Ribeiro 1987, Oliveira et al. 2013). As glândulas salivares têm uma camada epitelial unicelular que envolve um recipiente para a saliva, que consiste num repertório de proteínas que varia consoante o estado fisiológico dos adultos, o sexo, a idade, a geração, a espécie e a localização geográfica do mosquito da areia (Adler e Theodor 1926, Volf et al.2000). Também se demonstrou que a composição da saliva muda consoante as condições ambientais dos habitats do mosquito da areia (Coutinho-Abreu et al. 2011).

Depois de emergir, o número de componentes proteicos aumenta gradualmente com a idade do mosquito-da-areia, atingindo a quantidade total em moscas com 3-5 dias de idade. A quantidade e a composição das proteínas salivares nas fêmeas adultas é superior à dos machos (Volf et al.2000).

A saliva do mosquito da areia tem caraterísticas imunomoduladoras e induz imunidade específica que consiste na produção de anticorpos e na resposta imune celular. Todas as espécies de vectores examinadas no Velho e Novo Mundo demonstraram produzir resposta imunitária em hospedeiros vertebrados (Gomes & Oliveira 2012).

A saliva do mosquito da areia aumenta a infeção por *Leishmania*. Belkaid et al. (1998) demonstraram que a injeção de um número reduzido de *L. major* e a saliva de *P. papatasi* aumentaram a infeção na derme auricular de ratinhos ingénuos. O AMP e a adenosina, como componentes imunomoduladores de *P. papatasi*, induzem a produção de IL-10, suprimem o TNF-a e a IL-12 no modelo de ratinho e diminuem a expressão do gene da óxido nítrico (NO) sintase nos macrófagos activados, impedindo também a produção de NO (Hasko et al. 1996,2000, Katz et al. 2000).

Noutro estudo, o tratamento com AMP e adenosina no modelo murino experimental de artrite, actuou na função das células dendríticas (DC) para diminuir a resposta imunitária Th-17 e a supressão da resposta autoimune (Carregaro et al. 2011). Noutro estudo, a saliva *de P. papatasi* induziu IL-4 no local de injeção em ratinhos (Belkaid et al. 1998).

Em conjunto, estes trabalhos enfatizam o potencial Th2 da saliva do mosquito da areia e suas propriedades exacerbantes na leishmaniose. O trabalho estabelecido por Titus e Ribeiro (1988) mostrou que a infeção com *L. major* era altamente exacerbada pela presença da saliva *de Lu. longipalpis*, que contém Maxadilan, um péptido de 6,5 KD, que é um vasodilatador eficaz e tem o potencial de inibir ou modular a resposta inflamatória e imunitária em ratos, sugerindo as qualidades exacerbadoras da doença da saliva *de Lu. longipalpis* (Lerner et al. 1991, Morris et al. 2001).

Após a adição de Maxadilan a macrófagos de ratinho in vitro, as citocinas associadas a respostas Th2, incluindo IL-6, IL-10 e TGF-0, aumentam, mas as citocinas Th1 (IL-12p70 e TNF) e o óxido nítrico diminuem (Brodie et al. 2007). O Maxadilan afecta as células que são importantes para controlar a infeção por *Leishmania*. As células dendríticas incubadas com Maxadilan exibiram uma menor expressão de moléculas co-estimuladoras (CD80 e CD86) e expressão de quimiocinas (CCR7) e induziram a secreção de citocinas do tipo 2 (Wheat et al. 2008). Num estudo recente em macrófagos de ratinho, a criação de corpos lipídicos estimulada pela saliva *de Lu.longipalpis* resultou na produção de prostaglandina E2, uma molécula que pode ter efeito na disseminação do parasita (Araujo - Santos et al. 2010).

Na CD humana, macrófagos e monócitos, a saliva *de Lu.longipalpis* induziu a apoptose de neutrófilos resultando numa carga parasitária mais elevada e também alterou a expressão de moléculas co-estimuladoras e diminuiu a criação de TNF e IL-12p40 em monócitos estimulados por LPS (Costa et al. 2004, Prates et al. 2011).

Foram utilizadas amostras de saliva de *P.papatasi, P. sergenti* ou *Lu. longipalpis* para tratar macrófagos e monócitos murinos, o que resultou numa diminuição da multiplicação de esplenócitos murinos activados por mitogénios e inibiu a produção da citocina Th1 IFN-y (Rohousova et al. 2005a). Para além da incubação *in vitro* de saliva em células responsáveis por respostas imunitárias, foram utilizadas picadas de mosquito da areia para induzir imunidade em hospedeiros vertebrados para imitar a via natural de transmissão. A exposição repetida a picadas de mosquito da areia induziu a produção de anticorpos e respostas imunitárias celulares.

Em exames laboratoriais, foram detectadas respostas imunitárias à saliva do mosquito da areia em ratos, hamsters, cães e humanos após exposições múltiplas a picadas ou inoculação de glândulas salivares dissecadas de fêmeas de *P.papatasi, P.argentipes, P.ariasi, P. sergenti, Lu. longipalpis* e *Lu. intermedia* (Ghosh e Mukhopadhyay 1998, Belkaid et al. 2000, Kamhawi et al. 2000, Morris et al. 2001, Valenzuela et al. 2001, Silva et al. 2005, Thiakaki et al. 2005, Oliveira et al. 2006, 2008, de Moura et al. 2007, Jochim et al. 2008, Collin et al. 2009, Drahota et al. 2009, Ben Hadj Ahmed et al. 2010a,b, Clements et al. 2010, Rohousova et al. 2011, Vlkova et al. 2011).

Os anticorpos anti-saliva têm sido associados a um maior risco de LC causada por *L. major, L. tropica* e *L. braziliensis* na Tunísia, Turquia e Brasil, respetivamente (Rohousova et al. 2005b, de Moura et al. 2007, Marzouki et al. 2011). Nos casos de LC, os anticorpos anti-saliva induzem inflamação e vasculite, resultando num maior número de células portadoras, especialmente neutrófilos, na pele local e levando à exacerbação do resultado da doença (Gomes & Oliveira 2012).

Por outro lado, a presença de anticorpos contra proteínas salivares do mosquito da areia vetor da LV resultou em proteção em humanos e cães (Gomes et al. 2002, Aquino et al. 2010, Vlkova et al. 2011). Os anticorpos neutralizam as proteínas salivares que afectam a hemostase, impedindo assim a migração de células infectadas para a circulação periférica e depois para o fígado, baço e medula óssea (Gomes & Oliveira 2012).

A proteção contra a leishmaniose foi adquirida quando hospedeiros experimentais imunizados com homogenato de glândulas salivares (SGH) ou repetidamente picados por moscas da areia, são desafiados com SGH da mesma espécie de mosca da areia e parasitas *Leishmania*. No entanto, existe um certo nível de reatividade cruzada antigénica entre as proteínas salivares de algumas espécies. Em um estudo recente, hamsters imunizados com SGH *de Lu. longipalpis*, apresentaram proteção quando desafiados com *L. braziliensis* mais SGH preparado a partir de *Lu. intermedia* ou *Lu. longipalpis* (Tavares et al. 2011).

Um resumo dos estudos para testar o potencial protetor da saliva da mosca da areia é apresentado no Quadro 1-2. Para imitar a transmissão *de Leishmania* na natureza, é melhor utilizar o desafio da mosca da areia infetada com *Leishmania*, que foi escasso nos estudos, tendo sido utilizada principalmente a injeção com agulha de SGH mais parasitas de Leishmania.

Tabela 1- 2 Potencial protetor da saliva do mosquito da areia contra a leishmaniose (Fonte: Gomes & Oliveira 2012)

Sand fly	Treatment	Treatment model	Animal	Challenged with	Protection
P. papatasi	SGH	BALB/C, C57BL/6		*L. major* +*P.papatasi* SGH	Yes
P. papatasi	Bites	BALB/C, C57BL/6		*L. major* +infected *P.papatasi*	Yes
P. duboscqi	Bites	BALB/C		*L. major* +*P.duboscqi* SGH	Yes
L. longipalpis	SGH	Hamster		*L. infantum*+*L. longipalpis* SGH	No
L. longipalpis	SGH	C57BL/6		*L. major* +*L. longipalpis* SGH	Yes
L. longipalpis	SGH	BALB/C		*L. amazonensis* +*L. longipalpis* SGH	Yes
L. longipalpis	SGH	BALB/C		*L. amazonensis* +*P.sergenti* SGH	No
L. longipalpis	SGH	BALB/C		*L. amazonensis* +*P.papatasi* SGH	No
L. intermedia	SGH	BALB/C		*L. braziliensis* +*L. intermedia* SGH	No
L. longipalpis	SGH	Hamster		*L. braziliensis* +*L. intermedia* SGH	Yes
L. longipalpis	SGH	Hamster		*L. braziliensis* +*L. longipalpis* SGH	Yes

Estudos anteriores mostraram que os anticorpos anti-saliva não são necessários para a proteção em roedores (Valenzuela et al. 2001). De facto, a imunidade protetora anti-saliva está associada a uma resposta de hipersensibilidade de tipo retardado (DTH), distinguida pelo recrutamento celular de macrófagos e monócitos para o local da picada e pela produção de citocinas Th1 (IFN-y e IL-12) que tornaram o ambiente do local da picada hostil ao parasita *Leishmania* e resultaram num estabelecimento menos bem sucedido *da Leishmania* no hospedeiro (Kamhawi et al. 2000, Oliveira et al. 2008) (Fig. 1-6). O facto significativo na proteção mediada pela anti-saliva é que no momento da picada do mosquito da areia existe uma grande proximidade entre o parasita e as proteínas salivares, no microambiente da pele do hospedeiro onde a resposta DTH anti-saliva irá interferir com o estabelecimento *da Leishmania* (Gomes & Oliveira 2012).Após a identificação da proteção, é importante saber quais as proteínas salivares responsáveis por esta imunidade protetora. O baixo número e a baixa complicação (de cerca de trinta proteínas salivares) tornaram possível a triagem de proteínas salivares responsáveis por uma resposta DTH-Th1 em várias espécies de flebotomíneos (Gomes & Oliveira 2012).

A primeira espécie de mosca da areia foi a *P. papatasi* a identificar as proteínas salivares protectoras. Foi identificada uma proteína denominada PpSP15 da saliva *de P. papatasi*. Camundongos pré-expostos à SP15 apresentaram uma forte resposta de DTH contra *L. major* que coinjetou com a SGH de *P. papatasi* (Valenzuela et al. 2001).

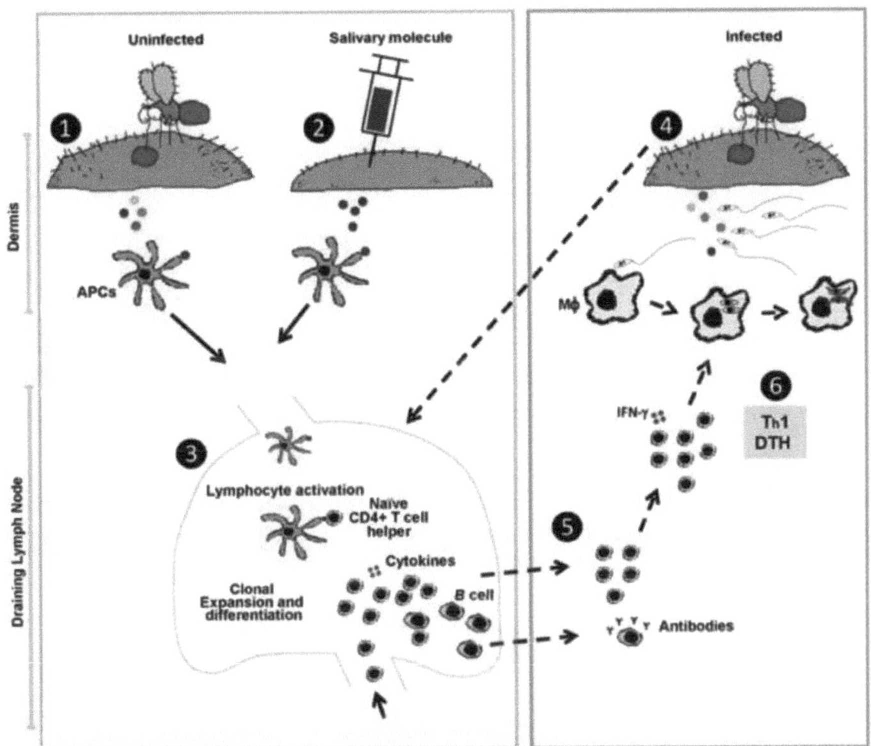

Fig. 1- 6 Imunidade protetora induzida pela saliva contra a infeção por Leishmania infeção.

Imunização através de picadas de flebótomos não infectados (1) ou imunização por agulha utilizando uma única proteína salivar (2) e captação da(s) molécula(s) salivar(es) por células apresentadoras de antigénios (APCs) que se transferem para os gânglios linfáticos onde preparam as células T CD4+ (3). O recrutamento celular é definido como resposta DTH (5). As células T CD4+ produzem IFN- Y (resposta Th1) que ativa os macrófagos que matam *a Leishmania* (6). (Fonte: Gomes & Oliveira 2012)

Curiosamente, após a imunização com PpSP44, uma proteína diferente da saliva *de P. papatasi*, a infeção por *L. major* foi aumentada. Este resultado demonstrou a diferente resposta imunitária induzida por moléculas distintas da mesma espécie de mosquito da areia, levando a diferentes resultados da doença (Oliveira et al. 2008).

Apesar do facto de a SP44 poder produzir uma resposta DTH e recrutamento celular para o local da picada na pele, as células não produziram IFN-y mas produziram IL4.

Este resultado sugere que a resposta imunitária DTH anti-saliva, juntamente com a produção de IFN-y, é capaz de proporcionar proteção contra a infeção por *L. major* (Gomes & Oliveira 2012).

Foram realizados estudos semelhantes para identificar as proteínas salivares de *Lu. longipalpis* que podem induzir imunidade protetora contra a infeção por *Leishmania*. Após a imunização do modelo de hamster de LV com a proteína salivar LJM19 de *Lu.longipalpis,* a carga parasitária diminuiu no fígado durante 5 meses após a infeção e foi induzida uma forte resposta DTH com produção de IFN-y 48 h após a exposição a picadas de mosquito da areia (Gomes et al. 2008). A Tabela 1-3 é um resumo da resposta imunitária protetora induzida por diferentes proteínas salivares.

Tabela 1- 3 Proteínas salivares do mosquito da areia testadas em modelo animal de leishmaniose (Fonte: Gomes & Oliveira 2012)

Salivary protein candidate (sand fly)	Challenged with	Immune response	Protection
Maxadilan (*L. longipalpis*)	*L. major* +*L. longipalpis* SGH	Cellular and humoral	Yes
PpSP15 (*P.papatasi*)	*L. major* +*P.papatasi* SGH	Cellular and humoral	Yes
PpSP44 (*P.papatasi*)	*L. major* +*P.papatasi* SGH	Cellular and humoral	No
LJM19 (*L. longipalpis*)	*L. infantum*+*L. longipalpis* SGH	Cellular	Yes
LJM19 (*L. longipalpis*)	*L. infantum*+*L. longipalpis* SGH	Cellular	Yes
LJM19 (*L. longipalpis*)	*L. braziliensis* +*L. intermedia* SGH	Cellular	Yes
LJM19 (*L. longipalpis*)	*L. braziliensis* +*L. longipalpis* SGH	Cellular	Yes
LJM17 (*L. longipalpis*)	*L. infantum*+*L. longipalpis* SGH	Cellular and humoral	No
LJL11 (*L. longipalpis*)	*L. infantum*+*L. longipalpis* SGH	Humoral	No
LJM11 (*L. longipalpis*)	*L. infantum*+*L. longipalpis* SGH	Cellular and humoral	Partial
LJM11 (*L. longipalpis*)	*L. major* +*L. longipalpis* SGH	Cellular and humoral	Yes
LJL143 (*L. longipalpis*)	*L. major* +*L. longipalpis* SGH	Cellular	No

1- 7. Genómica ecológica dos antigénios da glândula salivar do mosquito da areia

A saliva da mosca-das-areias contém uma série de proteínas bioactivas que, como explicado anteriormente, facilitam a alimentação sanguínea e modulam a resposta imunitária no hospedeiro vertebrado. Este complexo de moléculas biologicamente activas demonstrou ser tanto conservado como divergente em estudos anteriores. Foram efectuados estudos anteriores para identificar a função das proteínas salivares individuais e também para compreender a variação das proteínas salivares (Lanzaro et al. 1999, Kamhawi et al. 2000, Valenzuela et al. 2001, Elnaiem et al. 2005, Anderson et al. 2006, Kato et al. 2006,Collin et al. 2009), mas poucos estudos visaram compreender o efeito de factores ambientais nas proteínas salivares do mosquito da areia e na transmissão do parasita e epidemiologia da leishmaniose (Coutinho-Abreu et al. 2010, 2011).

Registaram-se algumas variações entre a saliva de populações de mosquito da areia de diferentes localizações geográficas. A expressão do transcrito de Maxadilan em *Lu.longipalpis* da América Central e da América do Sul foi diferente. Supõe-se que esta diferença desempenhe um papel no resultado da doença causada por *L. chagasi* transmitida por esta espécie de mosquito da areia. Na América do Sul, *a L. chagasi* transmitida por *Lu.longipalpis* causou leishmaniose visceral, enquanto na América Central causou uma forma de leishmaniose cutânea (Zeledon et al. 1984, 1989, Warburg et al. 1994, Carrasco et al. 1998, Lanzaro et al. 1999, Belli et al. 1999,Yin et al. 2000).

Verificou-se também uma correlação entre a lesão produzida em ratos após a injeção de *Leihsmania* com agulha e a quantidade de Maxadilan co-injetado (Morris et al. 2001).

Estes dados realçam a sugestão de que a variação genética do mosquito da areia pode desempenhar um papel importante na quantidade de componentes salivares injectados na pele do hospedeiro, levando a diferentes resultados da doença (Coutinho-Abreu e Ramalho-Ortigao 2011).

Estudos anteriores mostraram variações fisiológicas, comportamentais e genéticas entre *P. papatasi* de diferentes localizações geográficas, e também foi demonstrado que diferentes populações de moscas da areia eram diferentes na suscetibilidade à infeção por *L. major* (Wu e Tesh 1990, Hanafi et al. 1998). Verificou-se uma variação genética no gene do citocromo b entre populações de moscas da areia do Médio Oriente e do Egito (Hamarsheh et al. 2007).

Estas diferenças entre as moscas da areia podem ter sido afectadas por pressões ambientais. Foi demonstrado que a capacidade vetorial de *P. papatasi* estava associada à tolerância à fome do mosquito da areia (Schlein & Jacobson 2001, 2002).

Os factores ambientais podem desempenhar um papel importante na expressão de genes associados à capacidade de vectorização do mosquito-da-areia, tais como os genes expressos nas glândulas salivares e no intestino médio.

A genómica ecológica tenta esclarecer os sistemas genéticos que respondem a factores ambientais (Ungerer et al. 2008). O efeito do ambiente na expressão genética é definido como interação genótipo-ambiente, e a reação do organismo às alterações ambientais é a plasticidade fenotípica (Gibson 2008). É importante saber quais os factores ambientais, incluindo os bióticos ou abióticos, que influenciam a regulação genética do mosquito da areia.

A fonte de açúcar e a disponibilidade de água podem influenciar a expressão dos genes de competência do vetor. Um estudo anterior mostrou que *P. papatasi* recolhida em áreas áridas e irrigadas durante diferentes estações de mosca da areia, revelou diferentes taxas de atividade para enzimas quitinases e glicosidases que podem modular a competência vetorial (Jacobson et al. 2007). Noutro estudo, sugeriu-se que a diferença sazonal estava nos transcritos da glândula salivar de *P. papatasi* recolhidos no Médio Oriente. A abundância de mRNAs salivares aumentou no final da estação do mosquito da areia, em setembro.

Esta regulação positiva na expressão dos genes das glândulas salivares está de acordo com o facto de este habitat natural (sem qualquer irrigação) se tornar mais seco no final da estação, pelo que as fontes de açúcar para a alimentação do mosquito da areia se tornam escassas (Schlein & Jacobson 2000, Coutinho-Abreu et al. 2011). Outros factores bióticos (e abióticos) ambientais podem ser responsáveis pelo perfil de expressão dos genes das glândulas salivares, como a taxa de parição ou a percentagem de fêmeas grávidas ou ingurgitadas (Yuval 1991, Janini et al. 1995, Hanafi et al. 2007). Num estudo anterior, a expressão do SP44 foi influenciada pelos factores de envelhecimento e estádios gonotróficos (Coutinho-Abreu et al. 2010).

1-   8. Novas abordagens para o desenvolvimento de vacinas

Estudos anteriores mostraram que as respostas imunes às proteínas salivares fornecem proteção em roedores contra a leishmaniose. Para serem convertidas em uma vacina comercial, as proteínas salivares devem superar algumas barreiras, como variações entre as populações de flebotomíneos, diferenças entre flebotomíneos selvagens e colonizados e a possibilidade de dessensibilização humana (Gomes & Oliveira 2012). Recentemente foi demonstrado que a colonização de *P. papatasi* proporcionou proteção associada à saliva. Os ratos imunizados com SGH de *P. papatasi* fêmeas F 29 criadas em laboratório produziram proteção contra *L. major* co-inoculada com o mesmo tipo de SGH, enquanto os ratos imunizados com SGH de moscas da areia selvagens não produziram proteção (Ben Hadj Ahmed et al. 2010a, b, 2011). A razão para este facto pode estar associada à diferente quantidade de proteínas salivares no mosquito da areia colonizado versus selvagem e não a uma variabilidade genética (Gomes & Oliveira 2012).

A proteção conferida pela SP15 contra *Leishmania* foi confirmada em ratinhos e esta resposta imunitária protetora não foi observada em macacos Rhesus (Coutinho-Abreu & Ramalho-Ortigao 2011), pelo que em diferentes hospedeiros vertebrados, diferentes moléculas da saliva são responsáveis por conferir proteção contra *Leishmania* (Gomes et al. 2008, Collin et al. 2009). Nenhuma molécula salivar de *P. papatasi* foi identificada para conferir proteção em humanos (Coutinho-Abreu & Ramalho-Ortigao 2011).

Elnaiem et al. (2005) examinaram a variabilidade de SP15 entre *P. papatasi* colonizada e selvagem capturada. O resultado mostrou que a variação genética da SP15 era mais elevada nas moscas da areia selvagens do que nas criadas em laboratório. Atualmente, a maioria dos estudos sobre a saliva baseia-se em moscas da areia criadas em laboratório durante longos períodos. Utilizando a análise transcriptómica, foi comparada a saliva de moscas da areia selvagens e colonizadas recolhidas em diferentes localidades geográficas. Registaram-se níveis elevados de identidade entre os transcritos da saliva de diferentes grupos de flebótomos (Kato et al. 2006).

É necessária uma análise proteómica mais aprofundada para esclarecer as diferenças entre as proteínas salivares dos flebótomos selvagens e as dos criados em laboratório. Esta preocupação deve ser testada em humanos de áreas com moscas da areia frequentes. Num estudo recente, esta teoria foi examinada. Ratos experimentais foram picados por trinta *P. duboscqi* todas as semanas durante 15 semanas. Os ratos que foram repetidamente expostos a picadas de mosquito da areia foram incapazes de produzir uma resposta imunitária protetora anti-saliva (Rohousova et al. 2011). Nas zonas endémicas, os seres humanos estão expostos a múltiplas picadas de mosquito da areia todos os dias. O efeito de múltiplas exposições a picadas de mosquito da areia pode levar à dessensibilização humana ao longo do tempo (Gomes & Oliveira 2012).

Outro obstáculo pode ser as variações genéticas entre populações de moscas da areia. Foi relatado que a proteína salivar Maxadilan apresenta um elevado grau de variações entre populações de moscas da areia de diferentes localizações geográficas (Lanzaro et al. 1999), enquanto a proteína salivar SP15 foi mais conservada a nível de aminoácidos entre populações do Sudão, Egito, Jordânia e Arábia Saudita (Elnaiem et al. 2005). Pode concluir-se que uma proteína salivar conservada que funciona com sucesso em diferentes localizações geográficas é uma melhor candidata a vacina.

A candidata a vacina contra a leishmaniose deve também ser examinada através de um desafio com uma mosca da areia *infetada com Leishmania*. Um estudo anterior demonstrou que o desafio com a mosca da areia infetada é mais poderoso para desativar a proteção fornecida pela vacina do que um desafio com parasitas por injeção de agulha (Peters et al. 2009). O desafio com a mosca da areia infetada, que imita a via natural de transmissão, combina várias caraterísticas únicas, incluindo a saliva da mosca da areia, o gel secretor de promastigotas (Rogers et al. 2004, 2009), o parasita metacíclico infecioso *da Leishmania* e a sondagem da mosca da areia e a lesão da pele durante a picada do hospedeiro. Sugere-se que todas as caraterísticas mencionadas sejam imitadas numa via natural de transmissão do parasita, de modo a desenvolver uma vacina humana eficaz contra a leishmaniose.

1-   9. Objetivo principal:

Identificar os antigénios das glândulas salivares (SGAs) de *Phlebotomus papatsi*, o principal vetor da leishmaniose cutânea zoonótica, e determinar a plasticidade da expressão dos genes das glândulas salivares SP-15 e SP-44 em relação a determinados factores biológicos e ambientais e à infecciosidade com *Leishmania major* em populações de vectores no foco hiperendémico de Esfahan, no centro do Irão.

1- 9-1. Objectivos específicos:

1- Identificar os SGAs de *P. papatasi* ao longo da estação do mosquito da areia e avaliar a resposta de anticorpos induzida em *R. opimus.*

2- Identificar os SGAs de *P. papatasi* em vários estágios fisiológicos (não-alimentado, alimentado, semigrávido e grávido) e avaliar a resposta de anticorpos induzida em *R. opimus.*

3- Identificar os SGAs de *P. papatasi* em diferentes estados das glândulas acessórias (parosa e nulípara) e avaliar a resposta de anticorpos induzida em *R. opimus.*

4- Identificar os SGAs de *P. papatasi* em moscas da areia com ou sem infeção por *Leishmania major* e avaliar a resposta de anticorpos induzida em *R.opimus.*

5- Determinar a concentração de proteínas nas glândulas salivares ao longo da época do mosquito da areia.

6- Determinar a concentração de proteínas das glândulas salivares em diferentes estágios fisiológicos (não alimentado, alimentado, semigrávido e grávido).

7- Determinar a concentração de proteínas das glândulas salivares em vários estados das glândulas acessórias (parturientes e nulíparas).

8- Determinar a concentração de proteínas das glândulas salivares em moscas da areia com ou sem infeção por *Leishmania major.*

9- Determinar a plasticidade da expressão dos genes das glândulas salivares SP-15 e SP-44 de *P. papatasi* ao longo da estação do mosquito da areia.

10- Determinar a plasticidade da expressão dos genes SP-15 e SP-44 da glândula salivar de *P. papatasi* em diferentes fases fisiológicas (não alimentada, alimentada, semi-grávida e grávida).

11- Determinar a plasticidade da expressão dos genes das glândulas salivares SP-15 e SP-44 de *P. papatasi* em vários estados das glândulas acessórias (parosa e nulípara).

12- Determinar a plasticidade da expressão dos genes das glândulas salivares SP-15 e SP-44 de *P. papatasi* em moscas da areia com e sem infeção por *leishmania major.*

2. Materiais e métodos

2- 1. Área de estudo

Esta investigação foi realizada durante 2012-2013 em quatro aldeias de Parvaneh - Aliabadchi, Habib Abad, Sejzi e Abbasabad, província de Esfahan, no centro do Irão (Fig. 21, Fig. 2-2, Fig. 2-3).

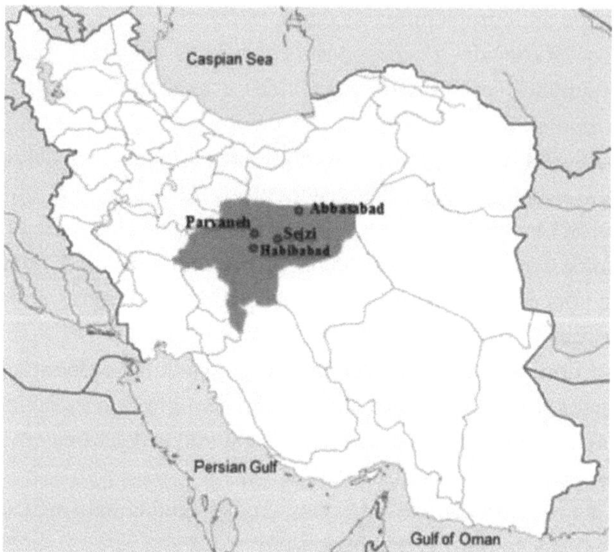

Fig. 2- 1 Localização geográfica de Abbasabad, Habibabad, Parvaneh-Aliabadchi e Sejzi na província de Esfahan, no centro do Irão, durante 2012-2013

As aldeias de Habib Abad e Parvaneh-Aliabadchi situam-se a 25-40 km a norte da cidade de Esfahan e Sejzi a 35 km a leste de Esfahan (32°39' 35" N, 51°40' 17 "E). A aldeia de Abbasabad está situada a 5 km do distrito de Badroud (33° 42' N, 52° 2' E), cidade de Natanz, província de Esfahan, no centro do Irão.

O biótopo das áreas selecionadas é um deserto com verão quente e inverno frio. As zonas de estudo da cidade de Esfahan situam-se a uma altitude de cerca de 1550 m, e o distrito de Badroud situa-se a uma altitude de 1056 m, no sopé das montanhas Karkas. Nestas zonas são cultivados trigo, cevada, algodão, vinha, beterraba, pistácio, luzerna, milho indiano, trevo e culturas de verão (Esfahan Agriculture Organization).

Em 2013, a humidade relativa mensal máxima e mínima na cidade de Esfahan foi de 81% e 9,1% em novembro e julho, respetivamente. A temperatura mínima mensal foi de -5,3°C em dezembro e a máxima foi de 39,8° C em julho.

No distrito de Badrood, as temperaturas mínimas e máximas mensais foram de -2,9°C em dezembro e 43°C em julho, respetivamente. A humidade relativa máxima foi de 62% em dezembro e a mínima de 20% em fevereiro. A precipitação anual total foi de 84,6 mm na cidade de Esfahan e de 77,5 mm no distrito de Badrood (Organização Metrológica de Esfahan).

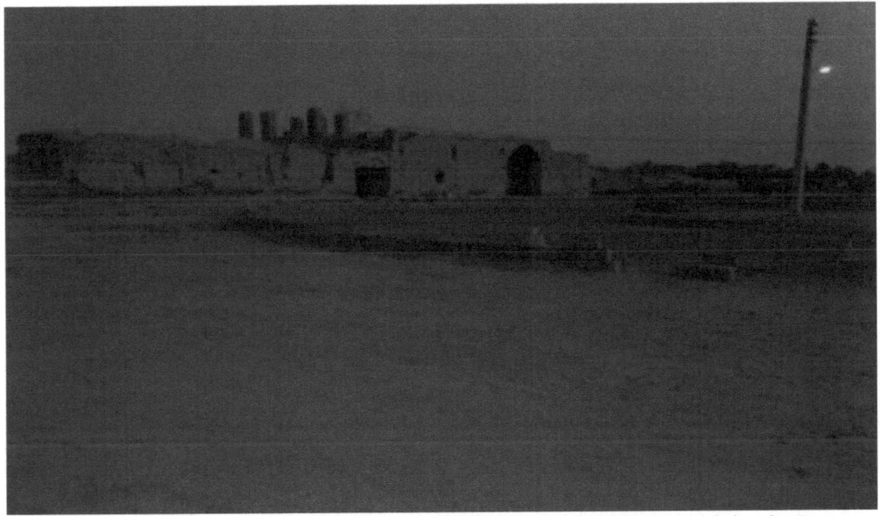

Fig. 2- 2 Vista dos locais de repouso do mosquito da areia na aldeia de Parvaneh-Aliabadchi, província de Esfahan, no centro do Irão, 2012-2013

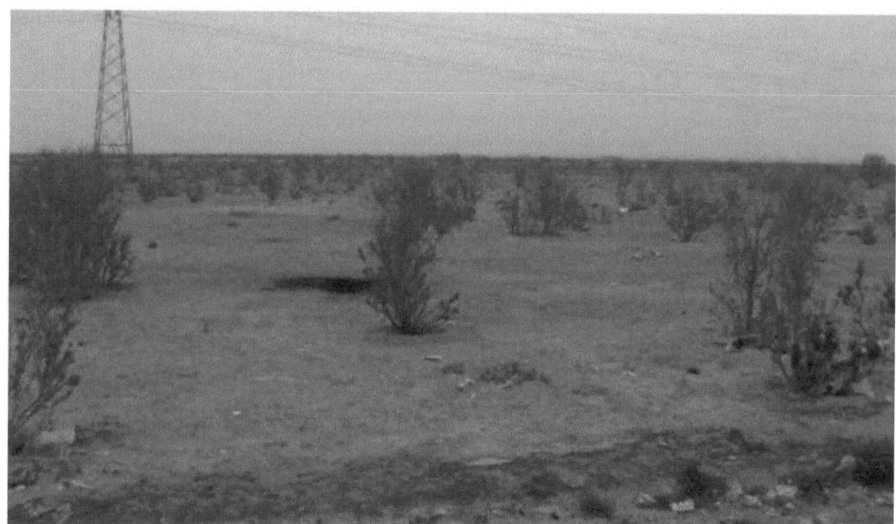

Fig. 2- 3 Vista dos habitats *de Rhombomis opimus* nos distritos rurais da província de Esfahan, no centro do Irão, 2012-2013

2-   2. Coleção e alojamento de *Rhombomys opimus*

Rhombomys opimus (gerbos grandes) foram recolhidos nos distritos rurais de Sejzi e Badrood utilizando armadilhas vivas Sherman. As recolhas foram efectuadas durante a época ativa da mosca-da-areia, quando os gerbos são supostamente mordidos repetidamente por moscas-da-areia. Foram detectadas colónias activas de roedores e as armadilhas Sherman foram iscadas com pepino (Fig. 2-4, Fig. 2-5).

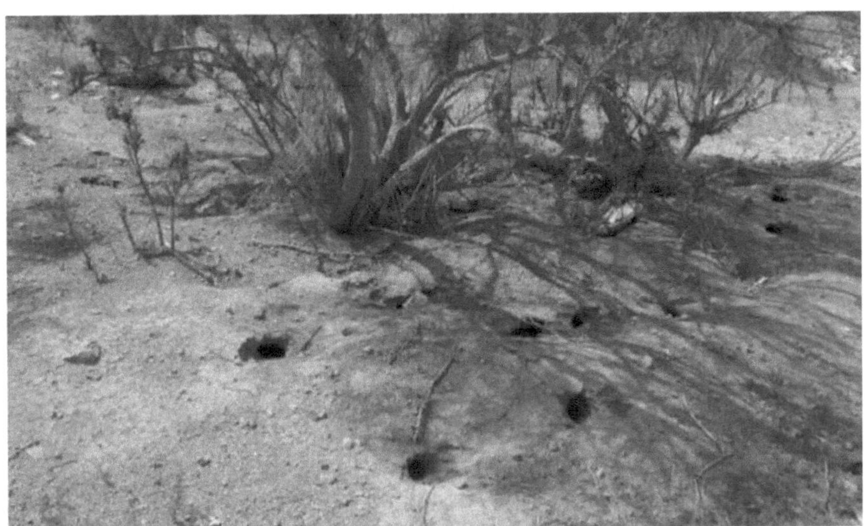

Fig. 2- 4 Colónias activas de roedores no distrito rural de Segzi, província de Esfahan, centro do Irão, 2012-2013

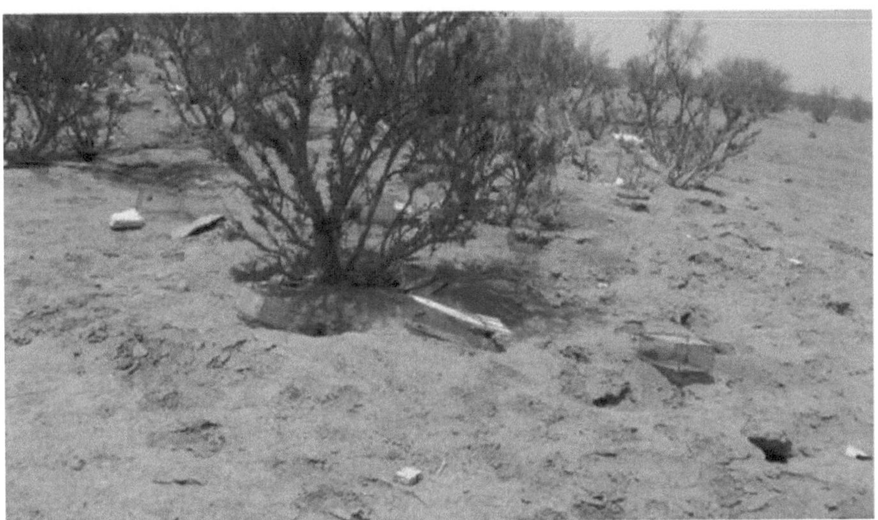

Fig. 2- 5 Colocação de armadilhas Sherman em colónias activas de roedores, distrito rural de Segzi, província de Esfahan, Irão central, 2012-2013

As armadilhas foram colocadas nos locais das colónias activas de gerbos durante a tarde, antes do pôr do sol, e foram recolhidas após o nascer do sol (Fig. 2-6). Os roedores recolhidos foram transferidos para o biotério da Estação de Investigação em

Saúde de Esfahan (EHRS), Instituto Nacional de Investigação em Saúde (NIHR), Universidade de Ciências Médicas de Teerão (TUMS), Esfahan, Irão, e foram identificados de acordo com uma chave morfológica válida (Etemad 1978). Os gerbos grandes foram mantidos até à realização de novos exames.

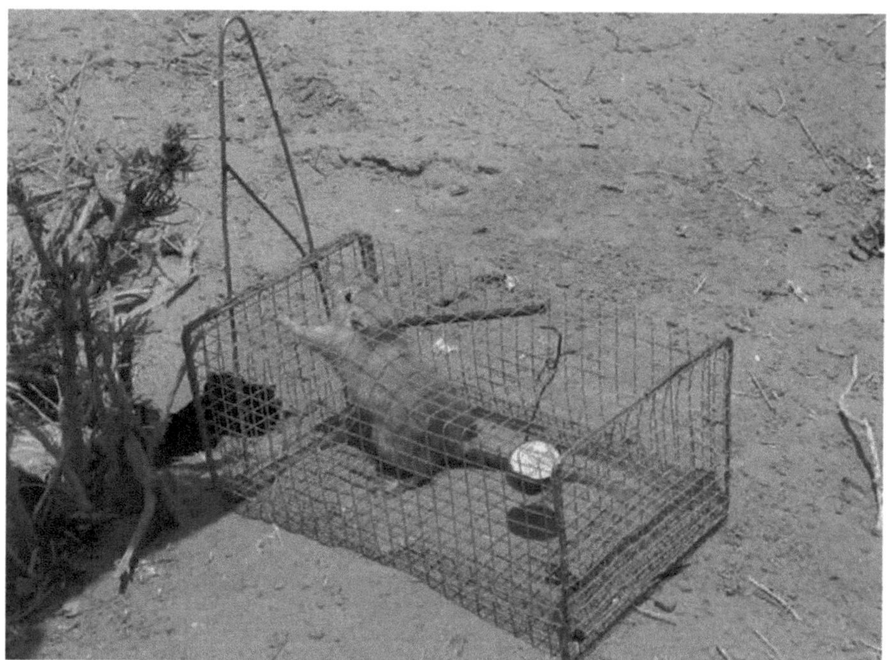

Fig. 2- 6 Um gerbo recolhido numa armadilha Sherman iscada com pepino, Sejzi, 2012-2013

Para manter os gerbos recolhidos, foram utilizadas gaiolas de aço com dimensões de 40 x 40 x 40 cm. Havia tabuleiros especiais no interior das gaiolas para recolher as fezes dos roedores. Para imitar os locais naturais de reprodução de *R. opimus,* foram utilizadas salas de vidro com dimensões de 100 x 100 x 140 cm e foi transferido o solo dos seus habitats naturais (Fig. 27). Em cada câmara foram alojados um par de fêmeas e um par de machos de *R. opimus* (Fig. 2-8).

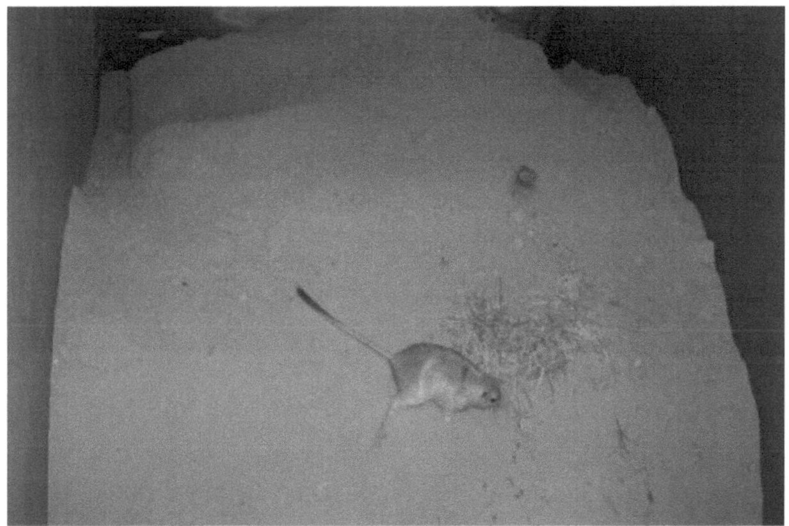

Fig. 2- 7 Salas de vidro utilizadas para alojar grandes gerbos, Estação de Esfahan, 2012-2013

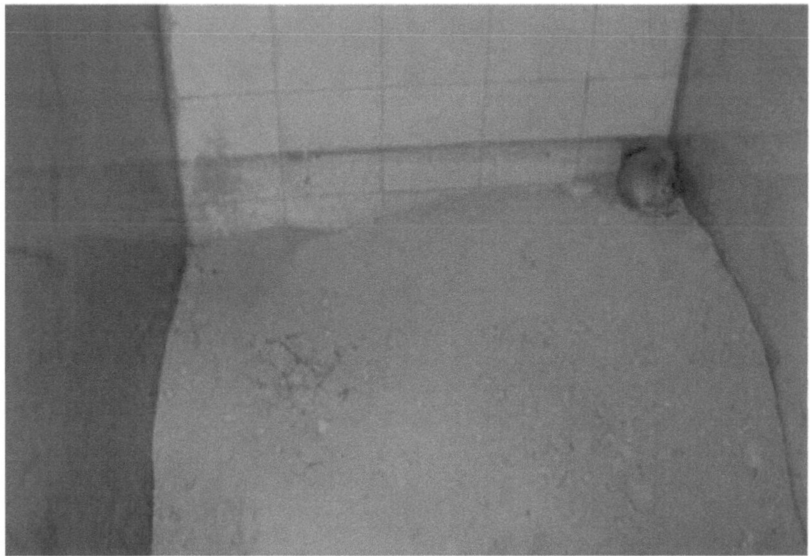

Fig. 2- 8 Alojamento de um casal de Rhombomys opimus com o mimetismo de habitats naturais, Estação de Esfahan, 2012-2013

2-   3. Recolha de moscas da areia

Os flebotomíneos foram recolhidos utilizando tubos de aspiração (Fig. 2-9) e armadilhas de funil (Fig. 2-10) em locais de repouso nas aldeias selecionadas para o estudo durante a estação ativa da mosca-da-areia em 2012-2013. As moscas-da-areia recolhidas foram colocadas em gaiolas de tecido com dimensões de 20 x 20 x 20 cm, penduradas em estruturas de aço, e transferidas para o insectário do EHRS, NIHR, TUMS, Esfahan, Irão.

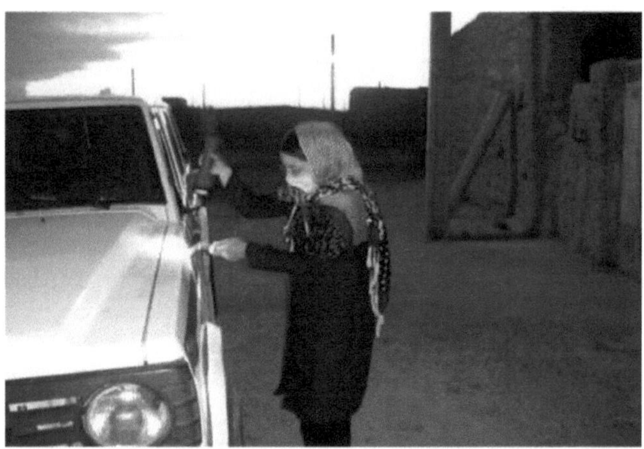

Fig. 2- 9 Recolha de moscas da areia utilizando um aspirador em aldeias da província de Esfahan, no centro do Irão, 2012-2013

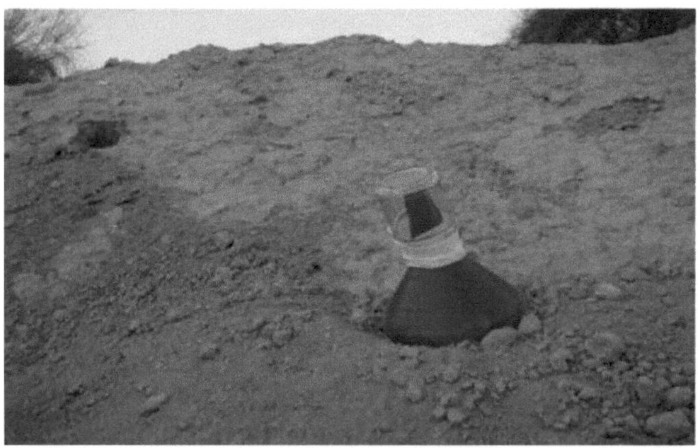

Fig. 2- 10 Recolha de moscas da areia com armadilha de funil em zonas rurais da província de Esfahan, no centro do Irão, 2012-2013

2- 4. Manutenção e criação de moscas da areia

As moscas da areia foram mantidas no EHRS e também foram criadas colónias de moscas da areia no Department of Medical Entomology and Vetor Control, TUMS, de acordo com os métodos modificados de Killick-Kendrick e Killick-Kendrick (1991) e Modi e Tesh (1983). As colónias de *Phlebotomus papatasi* foram criadas num fotoperíodo de 14:10LD, a 26-28°C e cerca de 80 % de humidade relativa. Os flebótomos adultos foram alimentados com uma solução de sacarose a 20% em algodão e as fêmeas foram alimentadas com sangue num BALB/c branco anestesiado com cloridrato de cetamina (60 mg/kg) e xilazina (5mg/kg).

2-   5. Identificação e agrupamento de moscas da areia

As moscas da areia foram identificadas de acordo com caracteres morfológicos, utilizando uma chave sistemática válida (Seyedi-Rashti e Nadim 1992). As fêmeas de *Phlebotomus papatasi* foram separadas das outras espécies para serem incluídas no estudo. As moscas-da-areia foram categorizadas em 10 grupos de acordo com determinados factores biológicos e ambientais; estado das glândulas acessórias (parosa e nulípara), fases fisiológicas (não alimentada, alimentada, semi-grávida e grávida) e estação (primavera e verão). Dois grupos de moscas da areia foram também separados de acordo com o seu estado de infeção *por L. major* (Fig. 2-11; Quadro 2-1). Foram comparadas as salivas de pardas versus nulíparas, *infectadas com L. major* versus não infectadas, colecções de primavera versus verão e não alimentadas versus alimentadas, semi-grávidas e grávidas.

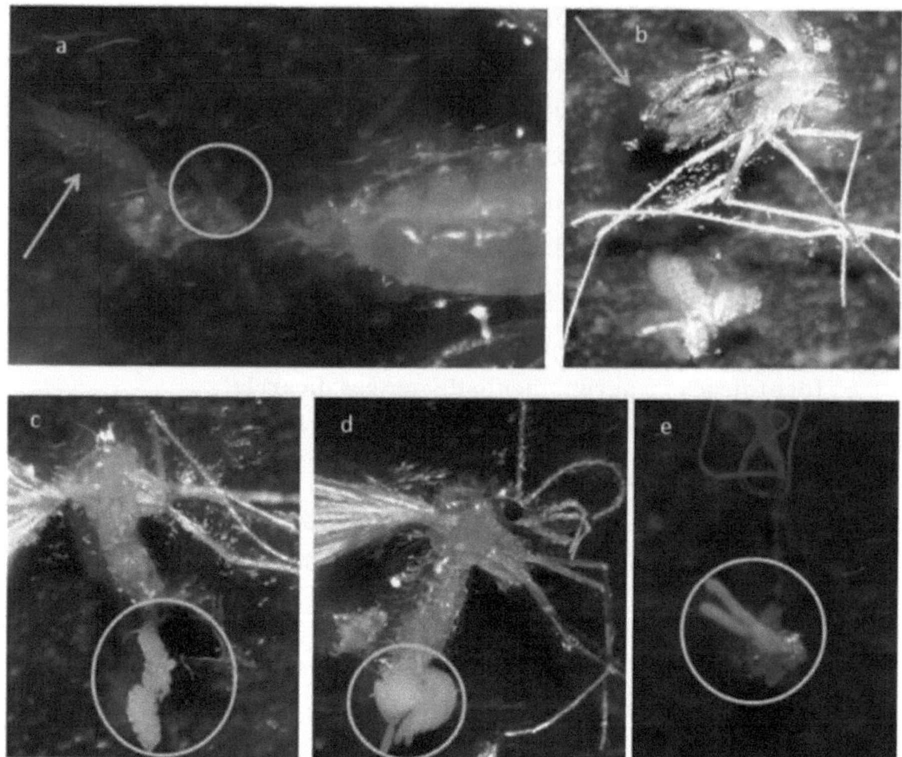

Fig. 2- 11 Agrupamento do mosquito-das-areias após dissecção (a) nulíparas e não alimentadas, (b) alimentadas, (c) semi-grávidas, (d) grávidas, (e) paridas.

Tabela 2-1 Agrupamento de Phlebotomus papatasi colhidos de acordo com alguns caraterísticas fisiológicas e ambientais

Features	Accessory glands status	Physiological stages	Seasons	Infection with *L. major*
	1-Parous	1-Unfed	1-Spring	1-Infected
Groups	2-Nulliparous	2-Fed	2-Summer	2-Non-infected
		3-Semi-gravid		
		4-Gravid		

2- 6. Preparação do lisado das glândulas salivares (SGL) de *Phlebotomus papatasi*

As glândulas salivares do mosquito da areia foram dissecadas em lâminas côncavas contendo solução salina tamponada com fosfato (PBS) fria; pH=7,2 (Fig. 2-12). As glândulas salivares separadas foram armazenadas em PBS fresco em microtubos de

1,5 ml, a -20 °C até serem utilizadas. As glândulas salivares de cada grupo de moscas-da-areia (Quadro 2-1) foram armazenadas em microtubos separados. A cabeça e o órgão genital do mosquito da areia foram montados em lâminas para identificação das espécies. Para a preparação de SGL, as glândulas salivares foram desorganizadas por três ciclos de congelação/descongelação em azoto líquido e água a ferver. Os lisados das glândulas salivares foram centrifugados a 18000 g durante 10 minutos e os sobrenadantes foram utilizados para as experiências.

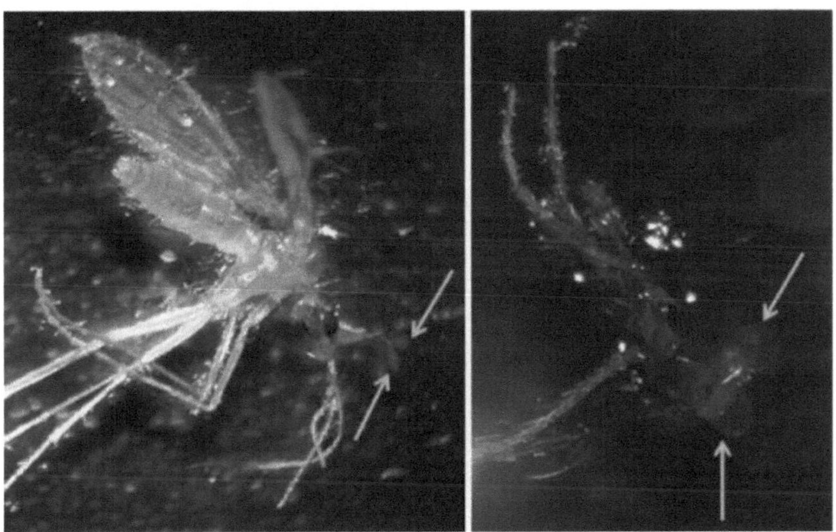

Fig. 2- 12 As glândulas salivares separadas após a dissecção são indicadas por setas

2- 7. Ensaio proteico do lisado da glândula salivar de *Phlebotomus papatasi*

As concentrações de proteínas das glândulas salivares foram determinadas utilizando o método BCA com o kit de ensaio de proteínas Pierce ® BCA, de acordo com as instruções do fabricante (Pierce Biotechnology, Rockford, EUA). Os padrões foram preparados a partir de albumina de soro bovino (BSA) em solução salina de azida de sódio (Fig. 2-13). Imediatamente antes do ensaio de BCA, os SGL foram preparados por 3 ciclos de congelação e descongelação, tal como descrito anteriormente. Os ensaios de proteína BCA foram efectuados nos SGLs preparados de cada grupo de mosquito da areia.

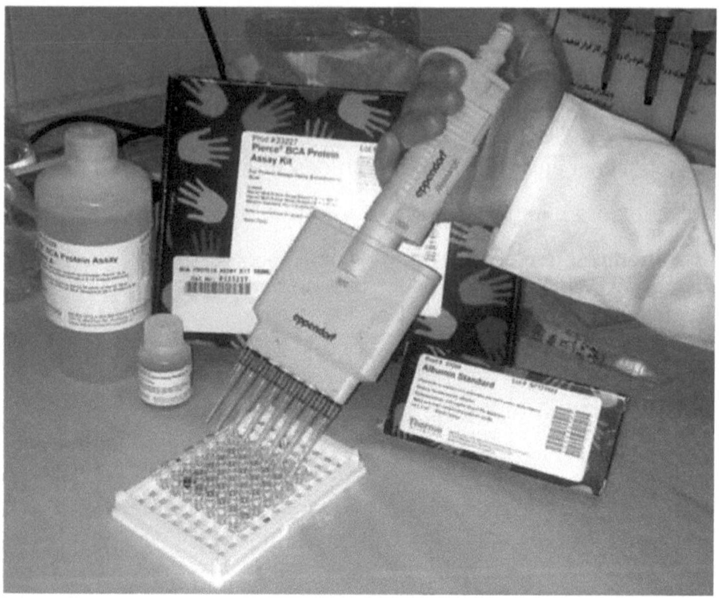

Fig. 2- 13 Ensaio de proteínas da saliva com o kit de ensaio de proteínas BCA de Pierce ®

2-   8. Soros animais

Os soros dos animais foram obtidos de *R. opimus* capturado durante a época ativa do mosquito da areia, quando o roedor foi repetidamente mordido por *P. papatasi*. Os animais foram anestesiados com uma injeção intramuscular de cloridrato de cetamina (60 mg/kg) e xilazina (5 mg/kg). Em seguida, foram colhidas amostras de sangue de cada animal e os soros isolados foram conservados a -20^0 C até à sua utilização (Fig. 2-14).

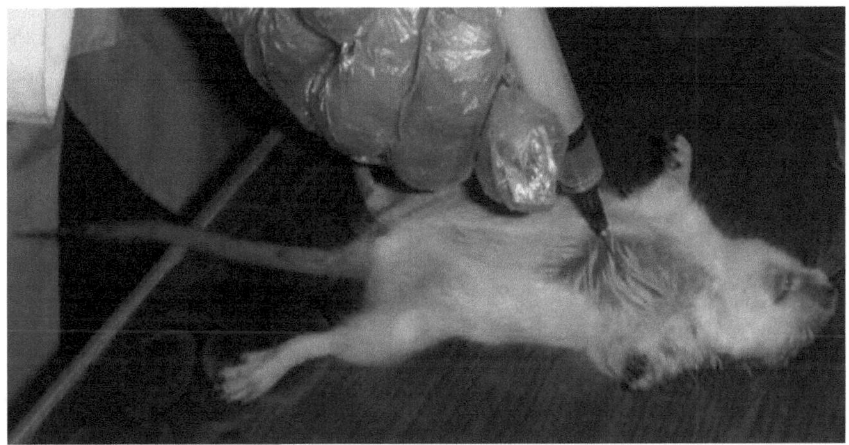

Fig. 2- 14 Colheita de sangue do coração de *Rhombomys opimus* anestesiado

2-   9. Produção de anticorpos *anti-Rhombomys opimus* conjugados com HRP

Os anticorpos *anti-Rombomys opimus* foram purificados a partir de soros animais por cromatografia HiTrap Protein G. Os anticorpos foram então injectados por via intramuscular nas patas traseiras de coelhos e a indução de anticorpos anti-R. *opimus* foi verificada por ELISA. Os anticorpos *anti-R.opimus* foram purificados a partir de soros de coelho e conjugados com peroxidase de rábano (HRP) e, em seguida, o título de anticorpos anti-R. *opimus* conjugados com HRP foi determinado por ELISA (Akhavan et al. 2011).

2-10. Anticorpos anti *Phlebotomus papatasi* da saliva avaliados por ELISA

Os anticorpos anti-saliva foram medidos por ELISA. A SGL foi preparada a partir de moscas da areia *P. papatasi* criadas em laboratório com 2-6 dias de idade. Os poços ELISA foram revestidos com 50 pl de SGL (equivalente a 0,5 glândula por poço) em tampão carbonato-bicarbonato (0,01 M, pH 9,6) durante a noite a 4°C. Os poços foram lavados três vezes com tampão PBS -Tween 1X. Os poços foram então bloqueados com 100 pl de PBS- 4% BSA durante 2 horas a 37°C. Os poços foram lavados três vezes com tampão PBS-Tween 1X. O soro de gerbo foi diluído a 1: 100

com PBS-Tween-2% BSA e foram adicionados 50 pl de soro diluído a cada poço, incubando-se em seguida durante 1 hora a 37°C. Após 3 lavagens, foram adicionados a cada poço 50 pl de Ig anti-gerbil diluída a 1: 1000 em PBS-Tween e incubados durante 1 hora a 37 °C. Os poços foram lavados e foram adicionados 50 pl de substrato (3, 3', 5, 5'- tetrametilbenzidina; TMB) a cada poço e incubados durante 11 minutos à temperatura ambiente. Adicionou-se a solução de paragem (20% H2So4) e a densidade ótica foi medida num leitor ELISA a 450 nm. Os soros negativos foram obtidos de *R. opimus* criados em laboratório e não picados por qualquer mosquito da areia. O valor-limite foi calculado adicionando dois desvios-padrão às densidades ópticas médias dos controlos negativos.

2-   11. Eletroforese em gel de poliacrilamida com dodecil sulfato de sódio

As glândulas salivares foram retiradas de moscas da areia recolhidas. Para separar e visualizar as proteínas ou glicoproteínas, foi colocado em cada pista um SGL preparado a partir de 10-14 glândulas agrupadas. As SGL de 8 glândulas salivares foram colocadas simultaneamente em cada poço do gel de poliacrilamida para análise Western blot. A eletroforese foi efectuada à temperatura ambiente, em condições reduzidas, em géis de Tris-Glicina a 13% com 1 mm de espessura e uma tensão constante de 100 V, utilizando o Mini-Protean III (Biorad, Munique, Alemanha; Fig. 2-15). Foram utilizadas escadas de proteínas pré-condicionadas (PageRuler, Fermentas) e os géis foram corados com prata de acordo com a metodologia de Heukeshoven e Dernick (1985; Fig. 2-16).

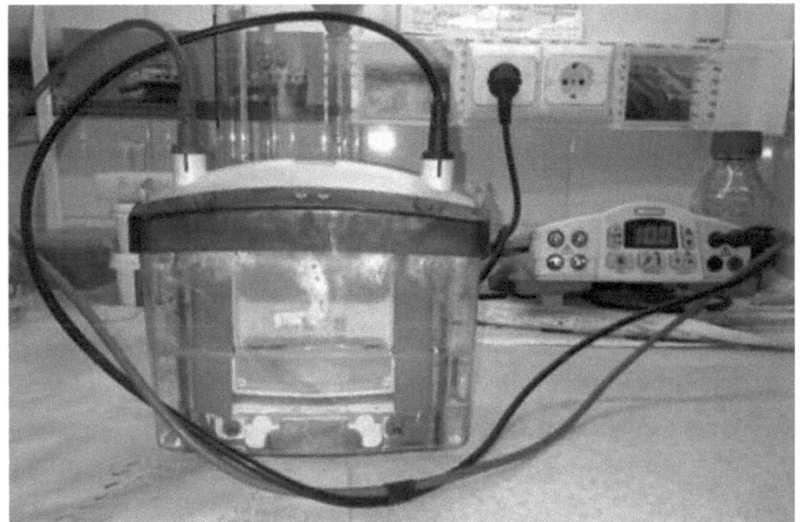

Fig. 2- 15 Eletroforese do lisado de glândula salivar em gel a 13%

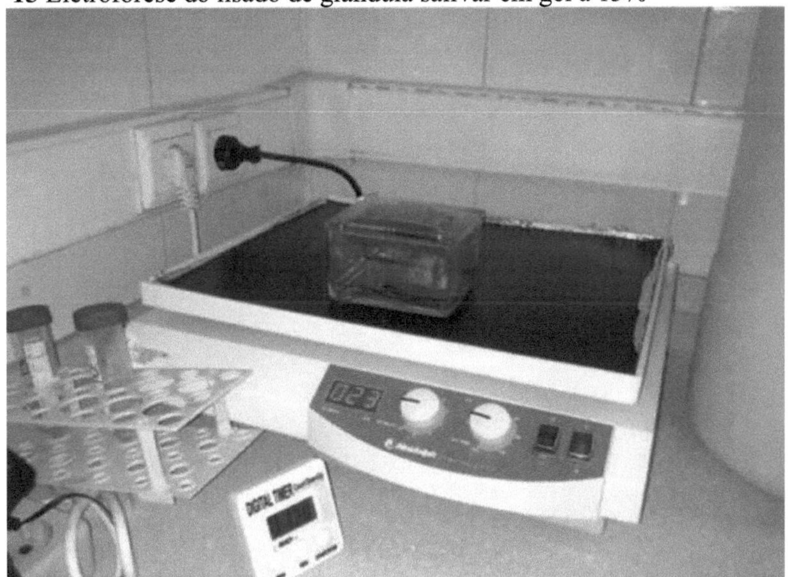

Fig. 2- 16 Coloração com nitrato de prata do gel de poliacrilamida eletroforese

2-   12. Análise Western Blot

Após SDS-PAGE, uma parte do gel foi corada com prata e a segunda parte foi electrotransferida para uma membrana de PVDF (polivinilideno-fluoreto) (Roche, tamanho de poro 0,45 pm) utilizando Mini Protean Tetra Cell (Biorad; Fig. 2-17) sob tensão constante de 100 V, durante 75 min. A membrana de PVDF foi bloqueada com leite desnatado a 5% em PBS-Tween e incubada durante a noite a 4°C. A membrana PVDF foi tratada com soro positivo para *R. opimus*, que foi detectado por ELISA. Os soros utilizados foram diluídos a 1:100 com PBS-Tween 1% de leite desnatado. A segunda parte da membrana de PVDF foi tratada com soro negativo *de R. opimus* naive como controlo. As membranas de PVDF foram tratadas com soros animais à temperatura ambiente, agitando-se suavemente durante uma hora. As membranas foram lavadas sete vezes com PBS -Tween cada uma durante 15 minutos. Foram adicionados anticorpos *anti-R.opimus* conjugados com HRP e a membrana foi incubada durante 1 hora à temperatura ambiente. O anticorpo *anti-R.opimus* conjugado com HRP foi diluído a 1:2000 com leite desnatado a 1% em PBS-Tween. Em seguida, as membranas foram lavadas dez vezes durante 10 minutos. As bandas positivas foram visualizadas utilizando a coloração imunoquímica Luminata Forte (Millipore, Billerica, MA).

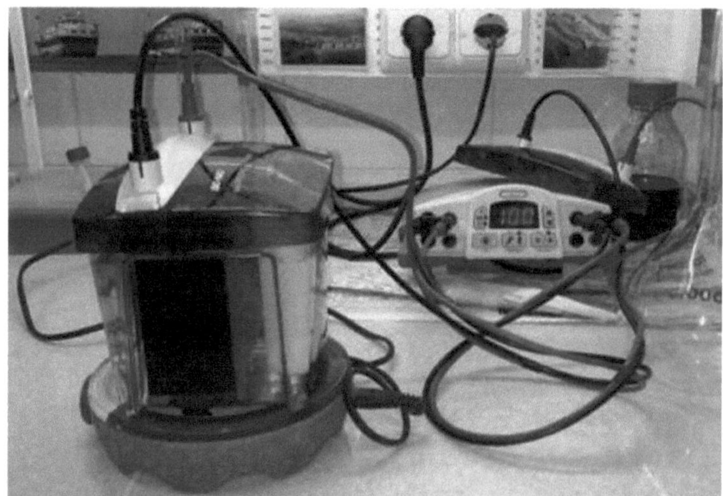

Fig. 2- 17 Electrotransferência de proteínas salivares do gel de poliacrilamida para a membrana de PVDF

2-13. Deteção e identificação de espécies *de Leishmania* em *Phlebotomus papatasi*

O ADN foi extraído de flebótomos utilizando o kit Exgene^{TM} Tissue SV (plus)

(GeneAll Biotechnology, Coreia). Foram efectuadas PCRs aninhadas *utilizando* iniciadores específicos para *Leishmania* ITS2: iniciador direto exterior (5-AAA CTC CTC TCT GGT GCT TGC-3'), iniciador inverso exterior (5'-AAA CAA AGG TTG TCG GGG G-3'), iniciador direto interior (5'- AAT TCA ACT TCG CGT TGG CC-3'), iniciador inverso interior (5'-CCT CTC TTT TTT CTC TGT GC-3') (Akhavan et al. 2010a). A PCR-RFLP foi efectuada para confirmar a identidade das espécies de *Leishmania* em amostras positivas. Além disso, os produtos de PCR de um número limitado de espécimes foram sequenciados para identificação das espécies. A identificação de antigénios, a concentração de proteínas e a expressão de genes na saliva foram comparadas entre moscas da areia infectadas e não infectadas, independentemente das fases fisiológicas das moscas da areia.

2-13-1. Ensaio de reação em cadeia da polimerase (PCR)

A primeira amplificação por PCR continha 0,4 pM de cada um dos primers externos forward (Leish out F) e reverse (Leish out R), 6,25 pl de Taq DNA polimerase, 2X Master Mix Red (Amplicon), 2 pl de ADN modelo e água destilada estéril para um volume final de 12,5µl. O programa de PCR começou com um passo de desnaturação a 95 °C durante 5 min, seguido de 30 ciclos, cada ciclo contendo desnaturação a 94 °C durante 30 s, recozimento a 60 °C durante 45 s e extensão a 72 °C durante 1 min. Para a segunda ronda de amplificação por PCR, foram utilizados como modelos produtos de PCR diluídos da primeira amplificação por PCR com uma diluição de 1:30 com água destilada.

O segundo passo da PCR foi efectuado com 0,5 µM de cada um dos primers internos forward (Leish em F) e reverse (Leish em R), 10 µl de 2X Master Mix Red (Amplicon) incluindo Taq DNA polimerase, 1 µl de ADN modelo e água destilada estéril até um volume final de 20µl. O programa de PCR continha uma desnaturação inicial a 95°C durante 2 min, 25 ciclos de 94°C durante 15s, 62°C durante 30s, 72°C durante 45s e a extensão final a 72°C durante 5 min. Os produtos da PCR foram electroforizados em gel de agarose a 1,5% e visualizados com brometo de etídio (Fig.

2-18).

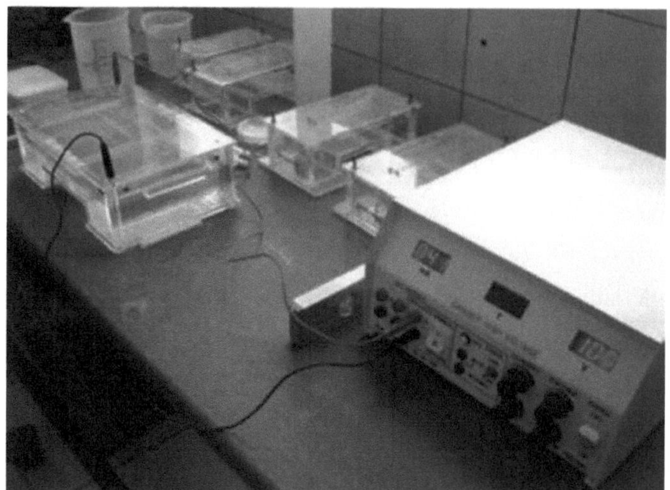

Fig. 2- 18 Eletroforese dos produtos PCR em gel de agarose

Leishmania major (MRHO/IR/75/ER), *L. gerbilli* (MRHO/CN/60/GERBILLI) e *L. turanica* (MRHO/SU/1983/MARZ-051) foram utilizadas como controlos positivos. A água destilada foi utilizada como controlo negativo. O produto da primeira ronda da PCR da amostra negativa foi utilizado como controlo negativo na segunda ronda da PCR.

2-13-2. Análise do polimorfismo de comprimento de fragmentos de restrição (RFLP)

Para a análise PCR-RFLP, foi utilizada a enzima de restrição Mnl1, que produziu um padrão de corte específico da espécie para identificar *L. major, L. gerbilli* e *L. turanica* entre si. A reação de RFLP continha 0,5 µl de enzima de restrição Mnl1 (5U), 1,5 µl de tampão enzimático (Fermentas) e 5 µl de produto de PCR e água destilada até um volume final de 15 µl. Em seguida, a mistura do produto de PCR foi incubada a 37 °C durante 3 h para dar tempo suficiente à enzima MNl1 para cortar os produtos de PCR. Em seguida, os produtos foram electroforizados em géis de agarose de 2 % e as bandas de ADN foram visualizadas por coloração com brometo de etídio.

Os produtos de PCR de amostras positivas foram também digeridos pela mesma enzima (Akhavan et al. 2010b).

2-13-3. Sequenciação do ADN

Os produtos de PCR de onze amostras positivas foram então sequenciados. Para além da sequenciação das amostras com infeção simples, foram também sequenciadas amostras com infecções mistas. Os produtos da PCR de amostras com duas ou mais infecções por espécies de *Leishmania* foram primeiro separados por eletroforese em géis de agarose a 2% e visualizados com brometo de etídio. Em seguida, as bandas de ADN separadas, supostamente de espécies diferentes, foram cortadas dos géis e os ADN foram extraídos utilizando o AccuPrep® Gel Purification Kit (Bioneer, Coreia) de acordo com as instruções do fabricante. Os ADNs purificados foram enviados para análise das sequências e as sequências obtidas foram analisadas no NCBI.

2-14. Expressão dos genes das glândulas salivares de *Phlebotomus papatasi*

Neste estudo, o padrão de expressão dos genes das glândulas salivares de *P. papatasi* foi determinado em 10 grupos de moscas da areia, tal como descrito anteriormente (Quadro 2-1). Dois genes salivares de *P. papatasi*, nomeadamente SP15 e SP44, foram estudados neste projeto. A quantidade de expressão dos genes SP15 e SP44 foi determinada por PCR quantitativo em tempo real (PCR qRT). A transcrição é o primeiro passo da expressão genética em que um determinado segmento de ADN é copiado para ARN pelaenzimaRNA polimerase e é produzida uma transcrição. A quantidade de transcrições da glândula salivar foi determinada por qRT PCR. Primeiro, o ARN foi isolado do tecido salivar; depois, o ARN foi convertido em ADN complementar (ADNc) pela enzima transcriptase reversa. O cDNA construído foi utilizado como modelo para a reação de PCR qRT.

2-14-1. Conservação de glândulas salivares em água de RNA

As glândulas salivares de moscas da areia *P. papatasi* recolhidas foram dissecadas e a cabeça da mosca da areia e as glândulas salivares (Fig. 2-19) foram separadas e preservadas em microtubos de 1,5 ml com solução RNALater®. O RNAlater é uma solução de estabilização do ARN que inibe a degradação do ARN e preserva o ARN durante muito tempo no tecido das glândulas salivares da mosca-da-areia. Deve ser utilizado tecido fresco e submergido em 5 volumes de RNAlater. Imediatamente após a dissecação, a cabeça e as glândulas salivares foram submersas na solução de RNAlater e incubadas a 4 °C durante a noite, sendo depois transferidas para -20 °C e armazenadas até novos exames.

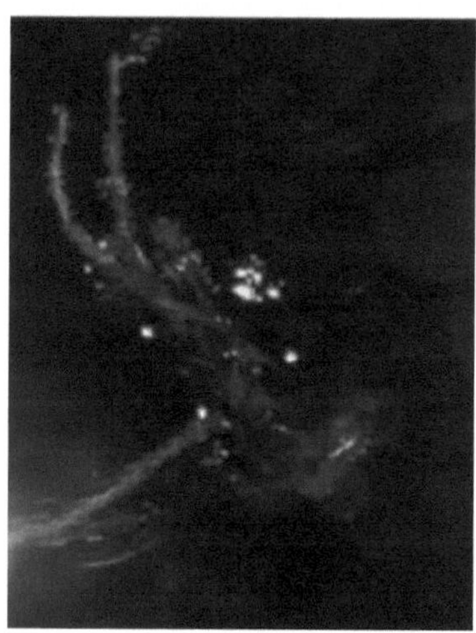

Fig. 2- 19 Cabeça e glândulas salivares de *Phlebotomuspapatasi* para imersão em água de RNA

2-14-2. Isolamento do ARN

As cabeças e as glândulas salivares (Fig. 2-19), conservadas em água de ARN, foram retiradas da solução de conservação com pinças esterilizadas e mergulhadas em RNAzole, que é um dos reagentes mais eficazes para o isolamento de ARN. Devido ao tamanho muito pequeno de cada mosquito da areia, o ARN foi isolado de 10 cabeças de mosquito da areia e das glândulas salivares. Para o isolamento do ARN, os tubos, as pontas e todos os outros materiais devem estar isentos de RNase para inibir a atividade da enzima. A enzima RNase catalisa a degradação do ARN em componentes mais pequenos. O isolamento do ARN foi efectuado para todos os grupos de flebótomos (Quadro 2-1) de acordo com o protocolo seguinte:

1- Dez cabeças com glândulas salivares ligadas a elas foram retiradas da solução de

RNAlater e submersas em 1000 μl de RNAzol num tubo de 1,5 ml e homogeneizadas com um pilão de plástico.

2- Adicionou-se clorofórmio frio igual a 0,2 volume de RNAzole e misturou-se suavemente durante 30 segundos para obter uma fase

3- O tubo foi mantido em gelo para arrefecer até serem observadas duas fases.

4- A amostra foi centrifugada a 13400 g a 4°C durante 10 minutos.

5- Após a centrifugação, foram observadas três fases. A fase aquosa superior é incolor e contém ARN, a fase intermédia é branca e contém proteínas e a inferior é azul e contém RNAzole.

6- A fase superior que contém o ARN foi transferida muito cuidadosamente para um novo tubo de 1,5 ml. Este passo deve ser efectuado com precisão para evitar qualquer contaminação proteica. Anotou-se o volume da fase superior.

7- Procedeu-se a uma re-extração para evitar qualquer contaminação; adicionou-se um RNAzol igual ao volume da fase superior recolhida e repetiram-se os passos 2-6.

8- Foi adicionado um volume igual de isopropanol frio, equivalente à fase aquosa recolhida, e misturado suavemente com a mão para cima e para baixo.

9- A amostra foi incubada a -20 °C durante a noite.

10- A amostra foi centrifugada a 14400 g a 4°C durante 15 minutos.

11- O sobrenadante foi descartado e 1 ml de etanol a 70% foi adicionado ao sedimento.

12- A amostra foi centrifugada a 7500 g a 4°C durante 5 minutos.

13- O sobrenadante foi descartado e o tubo de 1,5 ml contendo o sedimento foi mantido durante 15 minutos à temperatura ambiente para secar.

14- Foram adicionados 8 pl de água tratada com DEPC (pirocarbonato de dietilo) e o sedimento de ARN foi dissolvido em água.

2-14-3. Tratamento com DNase I

A amostra de ARN isolada da cabeça e das glândulas salivares de *P. papatasi* foi tratada com a enzima DNase I para evitar qualquer possível contaminação do ADN genómico. A DNase I é uma endonuclease que digere ADN de cadeia simples e dupla e prepara ARN sem ADN. Para remover o ADN genómico, procedeu-se do seguinte modo 1 pl (1 u) de DNase I, enzima livre de RNase (Fermentas), 1 pl de tampão de reação 10X com MgCl$_2$, 1µg de ARN, enzima inibidora de RNase RiboLock^{TM} (1u/pl) e água tratada com DEPC foram adicionados a um volume final de 10 pl e incubados a 37°C durante 30 min. Em seguida, foi adicionado 1pl de EDTA 50 mM e incubado a 65°C durante 10 min. O ARN preparado foi utilizado como modelo para a transcriptase reversa e convertido em ADNc.

Para avaliar a qualidade e a quantidade de ARN isolado, 3 µl de ARN foram colocados num gel de agarose a 1% e visualizados com brometo de etídio. A densidade do ARN extraído foi medida pelo espetrofotómetro Picodrop UV/Vis (Fig. 2-20). As amostras de RNA isoladas com pelo menos 1 µg de RNA foram incluídas no estudo e as amostras sem RNA suficiente foram excluídas.

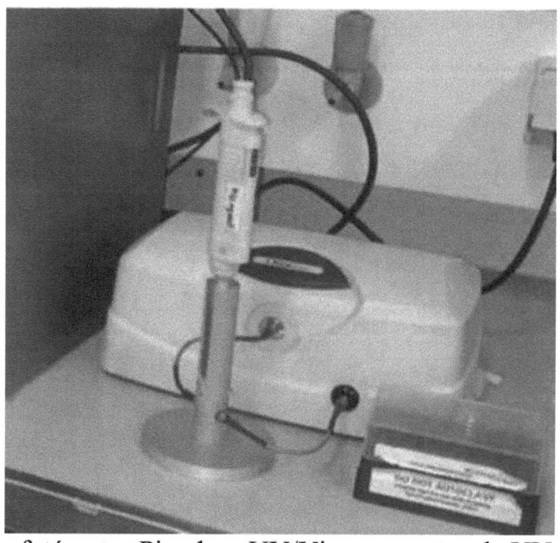

Fig. 2- 20 O espetrofotómetro Picodrop UV/Vis e as pontas de UVpette

2-14-4. Síntese de cDNA

Utilizámos 1pg de ARN total por 20pl de reação de cDNA. Para a síntese de cDNA, primeiro 10 µl de RNA (cerca de 1 µg) num tubo de microcentrífuga de 0,2 ml foram incubados na máquina de PCR a 65°C durante 10 minutos. Este passo desdobra a estrutura secundária do ARN. Em seguida, os seguintes reagentes foram adicionados aos modelos de ARN para obter o volume final de 20 µl: 4µl de tampão de reação 5X,

1µl (200 u) de transcriptase reversa RevertAid™ (Fermentas), 1µl de primer hexâmero aleatório (20pmol), 0,5 µl (40 u) de inibidor de RNasin® Plus RNase (Promega), 2 µl de mistura de dNTP (10 mM) e 1,5 µl de água tratada com DEPC (Fig. 2-21).

Os tubos de amostra foram colocados na máquina de PCR e executados com o seguinte programa: 25°C durante 10 min, 42°C durante 1h e 72°C durante 5 min.

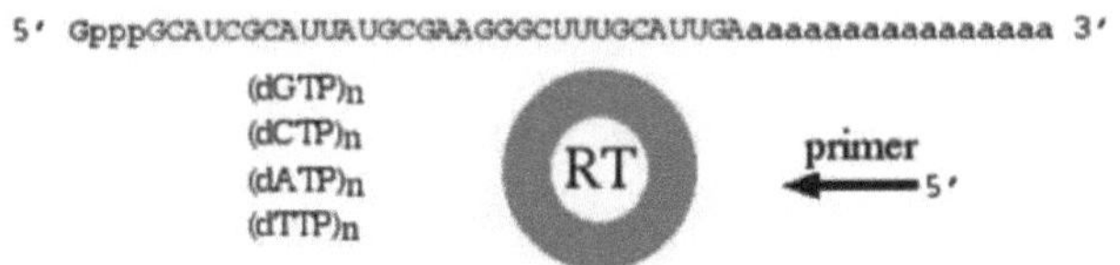

Fig. 2- 21 Quatro reagentes básicos necessários para produzir cDNA: mRNA como modelo, dNTPs, transcriptase reversa e iniciadores aleatórios

2-14-5. Reação em cadeia da polimerase quantitativa em tempo real

As PCR em tempo real foram efectuadas utilizando o Maxima SYBR green e o instrumento Rotor-Gene Q (Qiagen). As reacções de qRT-PCR foram realizadas em duplicado em cada 6,25 µlSYBR green master mix (Fermentas), 1 µl (0,8 µM) de cada um dos primers forward e reverse, 1 µl de cDNA e 3,25 µl de água livre de DNase/RNase foram adicionados a um volume final de 12,5 µl em tubos capilares de 0,1 ml. Em seguida, as amostras foram colocadas em ordem no Rotor-Gene Q. A reação de qRT-PCR iniciou-se com um passo a 95°C durante 10 minutos, seguido de 40 ciclos de 95°C durante 15s, 60°C durante 30s e extensão final a 72°C durante 30s. A expressão dos genes das glândulas salivares SP15 e SP44 foi avaliada em cada um dos 10 grupos de mosquito-da-areia. Cada reação foi repetida quatro vezes para cada gene (em duplicado em duas séries diferentes). A sequência de primers específicos para cada gene salivar é apresentada na Tabela 2-2. A α-tubulina foi utilizada como um controlo de carga de manutenção (Coutinho - Abreu et al. 2010, Ramalho-Ortigao et al. 2007).

Quadro 2- 2 Sequências dos iniciadores utilizados na qRT -PCR

Gene	Primers
PpSP15	SP15 F: 5'- GGACAAAAGCCTGAAAGCAG – 3'
	SP15 R: 5'- GAGGTCCAATTCGTTTGTCG– 3'
PpSP44	SP44 F: 5' – TGTGCCAAATCCGATGAAAC – 3'
	SP44 R: 5' – TACGGACTTCCCTGGTTCTG – 3'
α-tubulin	TUB F : 5' – GCGATGACTCCTTCAACAC – 3'
	TUB R : 5' – TCAGCCAGCTTGCGAATAC – 3'

2-15. Análise dos dados

Utilizámos duas formas de analisar os dados obtidos a partir da qRT -PCR: 1- método da curva padrão relativa e 2- método do limiar do ciclo comparativo ($\Delta\Delta$Ct) para determinar a diferença de n vezes da expressão dos genes salivares SP15 e SP44 em relação ao calibrador em diferentes grupos de *P. papatasi*.

2-15-1. Etapas de cálculo do método da curva-padrão relativa

Passo 1: Normalização para controlo endógeno:

$$\text{Concentração normalizada} = \frac{\text{Concentração de um gene específico}}{\text{Concentração do gene da alfa tubulina}}$$

Etapa 2: Normalização para a amostra de calibrador:

$$\text{Diferença de dobragem} = \frac{\text{Concentração normalizada da amostra}}{\text{Concentração normalizada do calibrador}}$$

2-15-2. Fases de cálculo do método Ct comparativo:

Passo 1: Normalização para controlo endógeno:

Gene específico Ct - gene da alfa tubulina Ct = ΔCt

Etapa 2: Normalização para a amostra de calibrador:

ΔCt amostra - ΔCt calibrador = $\Delta\Delta$Ct

Etapa 3: Quantificação relativa dos genes alvo no grupo de amostras em comparação com o calibrador (Fold difference=2 $)^{-\Delta\Delta Ct}$

No nosso estudo, foram executadas curvas padrão em todas as reacções de qRT - PCR para obter resultados quantitativos mais precisos. Ambos os genes alvo e o gene housekeeping alfa tubulina foram examinados simultaneamente em cada execução de qRT -PCR. O calibrador é uma amostra utilizada como base para comparar resultados. Nas nossas experiências, foram utilizadas como calibrador fêmeas de moscas da areia recém-emergidas, não alimentadas e nulíparas, criadas em laboratório. Utilizámos a amostra de calibrador para as curvas padrão e preparámos o mesmo conjunto de padrão (calibrador) durante todas as reacções para obter resultados constantes de PCR em tempo real. Foi fornecido um grande conjunto de cDNA do calibrador, que foi aliquotado em tubos de utilização única.

2-16. Análise estatística

As análises estatísticas foram efectuadas com o software GraphPad Prism v.5.04. Os testes estatísticos não paramétricos de Kruscal Wallis foram utilizados para comparação entre conjuntos de dados de mais de dois grupos e o teste não paramétrico de Mann-Whitney para comparação entre conjuntos de dados de dois grupos. A correlação entre os perfis de expressão de dois genes da saliva foi determinada com o teste de correlação de Spearman. O valor de *P* inferior a 0,05 foi considerado significativo.

3. Resultados

3- 1. Recolha de amostras

Os flebótomos foram colhidos nas zonas rurais das áreas estudadas da província de Esfahan, tal como mencionado na secção de materiais e métodos. Após a dissecação, as glândulas salivares separadas de diferentes grupos de moscas-da-areia foram conservadas em PBS a -20 °C para as experiências de ensaio de concentração de proteínas salivares, SDS-PAGE e Western blot. Para o ensaio de expressão genética, as glândulas salivares não foram separadas e, juntamente com a cabeça, foram mantidas em RNAlater® a -20 °C e o isolamento do ARN foi efectuado a partir de um conjunto de 10 cabeças e glândulas salivares de cada grupo de mosquito-da-areia, como explicado anteriormente. A Tabela 31 mostra o número de espécimes de saliva dissecados de diferentes grupos de *P. papatasi* recolhidos neste estudo.

Após a dissecação da saliva, os órgãos genitais e/ou as cabeças do mosquito-da-areia foram montados em lâminas para identificação das espécies (Fig. 3-1), tendo sido incluídas as glândulas salivares apenas de *P. papatasi* e excluídos os espécimes de saliva de outras espécies. Após a dissecção e montagem das glândulas salivares, o resto do corpo do mosquito da areia foi utilizado para identificar uma possível infeção por *Leishmania* através de Nested PCR-RFLP.

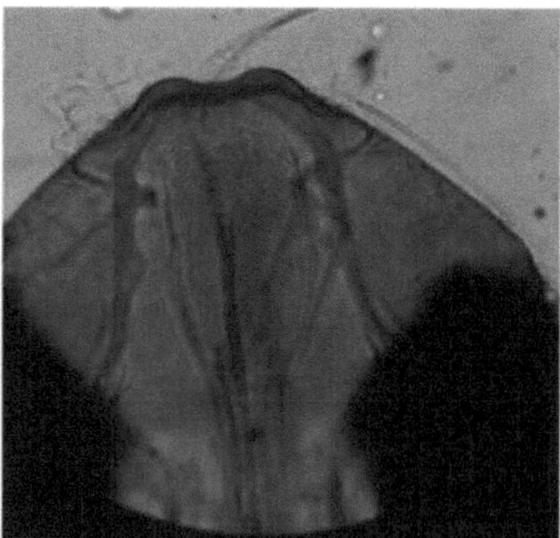
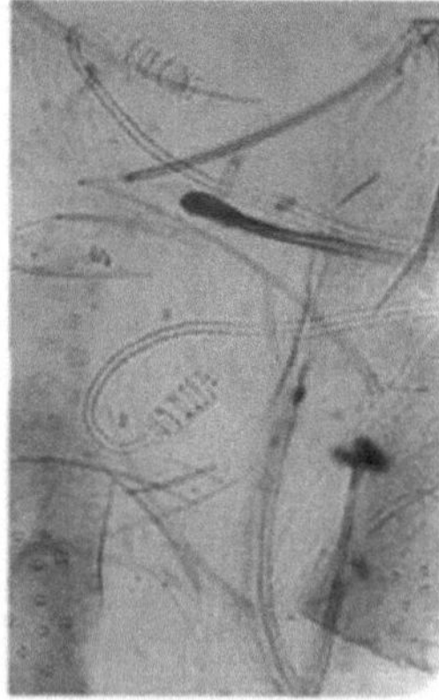

Fig. 3- 1 Identificação das espécies de *Phlebotomuspapatasi* de acordo com caracteres morfológicos em moscas da areia recolhidas na província de Esfahan em 2012-2013

Quadro 3- 1 Número de glândulas salivares dissecadas de Phlebotomus papatasi colhidas na província de Esfahan em 2012-2013

Phlebotomus papatasi Groups	Pair of glands for protein assay	Head plus glands for gene expression
Parous	42	63
Nuliparous	38	28
Unfed	44.5	48
Fed	22.5	40
Semi-gravid	27.5	41
Gravid	36	75
Spring	38	44
Summer	34	166
Autumn	5.5	-
Infected	15	22
Non infected	20	36

2-   2. Deteção e identificação de espécies *de Leishmania* em *Phlebotomus papatasi*

Neste estudo, utilizou-se a Nested PCR com iniciadores específicos, tal como mencionado anteriormente, para a deteção e identificação de espécies de *Leishmania*. Os iniciadores utilizados detectaram e identificaram três espécies através de diferentes polimorfismos do tamanho dos fragmentos. O tamanho dos fragmentos dos produtos da PCR de *L. major, L. turanica* e *L. gerbili* é apresentado na Fig. 3-2.

Foi efectuada uma PCR-RFLP aninhada utilizando a enzima Mnl1 para confirmar a identificação da espécie (Fig. 3-3).

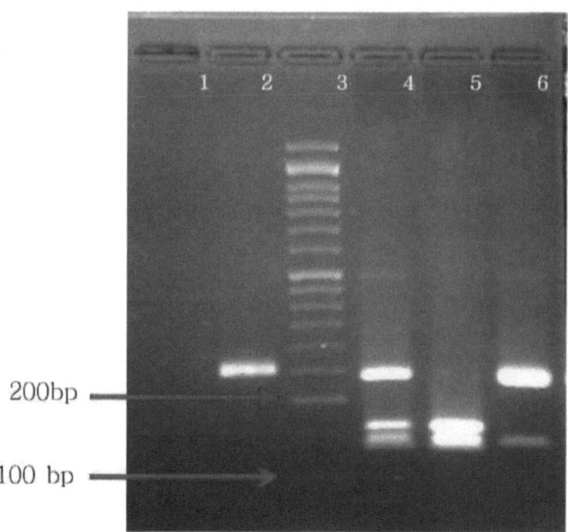

Fig. 3- 2 Eletroforese dos produtos da Nested PCR em gel de agarose pista 1, controlo negativo (água destilada); pista 2, controlo positivo *(L. major);* pista 3, marcador de 50 pb; pista 4, infeção mista de *L. major, L. turanica* e *L. gerbili;* pista 5, infeção mista de *L. turanica* e *L. gerbili;* pista 6, infeção mista de *L. major* e *L. turanica*

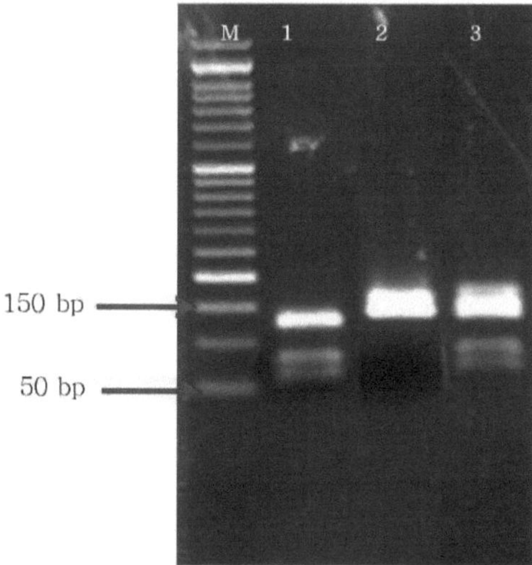

Fig. 3- 3 Eletroforese de produtos PCR-RFLP digeridos pela enzima Mnll pista 1, *L. major*; pista 2, *L. turanica* e *L. gerbili*; pista 3, *L. major*; *L. turanica* e *L. gerbil*

Foram utilizadas análises Nested PCR e RFLP para detetar e identificar a infeção por

Leishmania em moscas da areia de *P. papatasi*. Neste estudo, 44 de 152 (28,9 %) moscas da areia estavam infectadas *apenas* com *L. major*. Oito moscas da areia apresentavam uma infeção mista: 4 moscas da areia (2,6 %) estavam infectadas com *L. major, L. turanica* e *L. gerbili, 1* mosca da areia (0,7 %) estava infetada *com L. major e L. turanica* e 3 moscas da areia (2 %) estavam infectadas com *L. turanica* e *L. gerbili* (quadro 3-2).

As glândulas salivares de moscas da areia infectadas e não infectadas *com L. major* foram utilizadas para exames posteriores. Todas as moscas da areia examinadas para deteção de parasitas não se alimentavam de sangue, com exceção de 4 moscas que eram semi-grávidas e continham sangue em metade do seu intestino. Duas destas moscas semi-grávidas estavam infectadas com *L. major* e duas delas estavam infectadas com *L. major, L. turanica* e *L. gerbili*.

Quadro 3- 2 Deteção de parasitas Leishmania em amostras de moscas da areia colhidas na província de Esfahan, no centro do Irão, utilizando Nested PCR - RFLP

Parasite	*L. major*		Mixed*L.* *major*and*L.* *Turanica*		Mixed*L.* *major*,*L.* *turanica* and*L. gerbili*		Mixed*L.* *turanica*and*L.* *gerbili*	
	No.	(%)	No.	(%)	No.	(%)	No.	(%)
Phlebotomuspapat asi	44/152	(28.9 %)	1/152	(0.7 %)	4/152	(2.6 %)	3/152	(2 %)

3- 3. Ensaio proteico do lisado da glândula salivar de *Phlebotomus papatasi*

As concentrações proteicas dos SGL dos diferentes grupos de moscas da areia foram determinadas utilizando o método BCA com o kit de ensaio de proteínas Pierce ® BCA (Fig. 3-4).

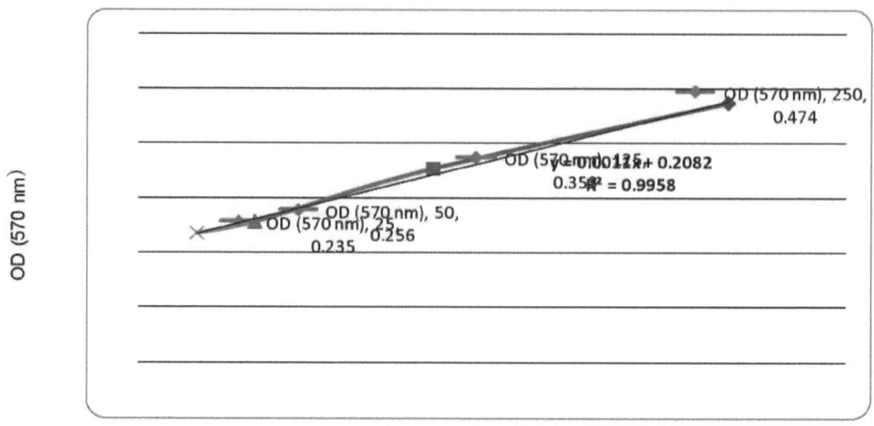

Fig. 3- 4 Cálculo do teor de proteínas salivares *de Phlebotomuspapatasi* utilizando o método BCA

3-   3-1. Não alimentado, alimentado, semi-grávido e grávido

O teor médio de proteínas por par de glândulas foi de 0,2, 0,1, 0,1 e 0,1μg para os flebotomíneos não alimentados, alimentados, semi-grávidos e grávidos, respetivamente.

3-   3-2. verão versus primavera

O teor de proteínas por par de glândulas para as moscas da areia recolhidas na primavera e no verão foi < 0,1 e 0,2 μg, respetivamente.

3-   3-3. Parasitas versus nulíparas

Em SGL de moscas-da-areia pardas e nulíparas, o conteúdo de proteína foi de 0,1 e <0,1μg por par de glândulas, respetivamente.

3-   3-4. Infetado versus não infetado

O teor de proteínas em moscas da areia infectadas com *L. major* e não infectadas foi de 0,1 e < 0,1 µg por par de glândulas, respetivamente.

3-   4.   Determinação   da   presença   de   anticorpos   *anti-Flebotomuspapatasisaliva* no soro *de Rhombomys opimus* por ELISA

Foram obtidas amostras de soro de 13 *R. op/mM* recolhidas *durante* a época ativa da mosca da areia, quando os gerbos são supostamente mordidos repetidamente por moscas da areia, e testadas para deteção de anticorpos contra a saliva de *P. papatas/por* ELISA. Todos os 13 soros de gerbos examinados foram positivos.

3-   5. Perfil proteico das glândulas salivares *de Phlebotomus papatasi*

O padrão electroforético da SGL dos dez grupos de *P. papatasi* é apresentado nas Figs. 3-5, 3-6, 3-7 e 3-8. Nos géis de poliacrilamida, o número de bandas proteicas visualizadas foi diferente entre os grupos de flebotomíneos, variando em função do estado das suas glândulas acessórias e fases fisiológicas, bem como das suas épocas de colheita e da presença ou ausência de infeção por *Leishmania*. No total, foram observadas 4-9 bandas de proteínas com pesos moleculares que variam entre 14 e 70 kDa.

3-   5-1. Perfil proteico da saliva de moscas da areia pardas e nulíparas

O SGL das pardas e das nulíparas separou-se em 5 e 6 bandas proteicas principais com massas moleculares de 14 a 70 kDa, respetivamente, e uma banda ténue de cerca de 30 kDa tanto nas moscas pardas como nas nulíparas. A diferença foi a ausência de uma banda proteica no SGL das moscas pardas com uma massa molecular de cerca de 42 kDa (Fig. 3-5).

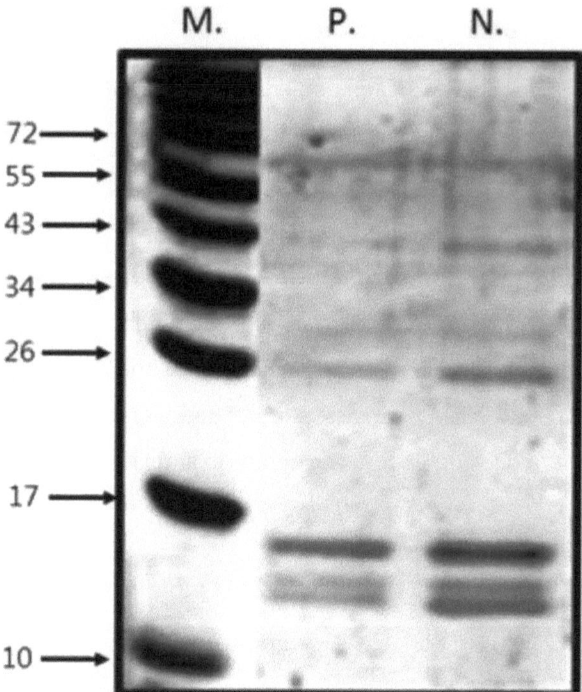

Fig. 3- 5 Análises SDS-PAGE dos antigénios das glândulas salivares dos grupos parous (P) e nulliparous (N) de Phlebotomus papatasicollected from Esfahan Province, central Iran
M: Marcador de proteína pré-colorada

3-   5-2. Perfil proteico da saliva de moscas-da-areia não alimentadas, alimentadas, semi-grávidas e grávidas

Nos perfis electroforéticos SGL dos grupos de moscas da areia não alimentadas, alimentadas, semi-grávidas e grávidas, foram observadas 3 bandas proteicas principais com pesos moleculares de 14-17 kDa. Os grupos de moscas não alimentadas e grávidas diferem dos grupos de moscas alimentadas e semi-grávidas por apresentarem bandas de proteínas adicionais nos seus perfis electroforéticos. No SGL das moscas da areia grávidas, eram também visíveis duas bandas ténues com pesos moleculares de cerca de 28 e 42 kDa e, nas moscas da areia não alimentadas, uma banda ténue com cerca de 28 kDa. O SGL das moscas não alimentadas e das moscas grávidas também diferia na intensidade das bandas de 14-17 kDa. Estas bandas proteicas nos grupos de moscas da areia não alimentadas e grávidas eram mais fortes do que nos grupos alimentados e semi-grávidas (Fig. 3-6).

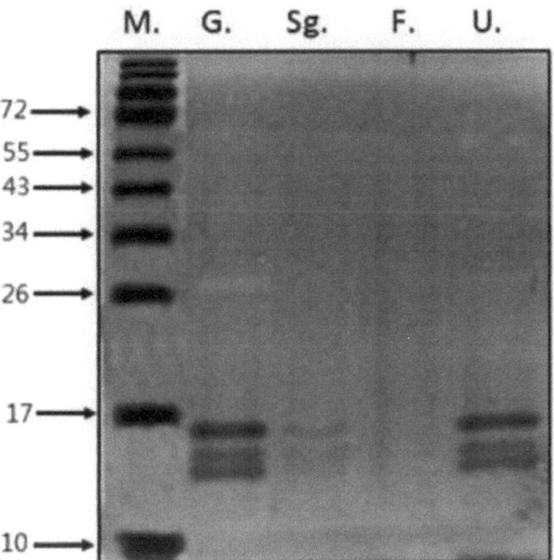

Fig. 3- 6 Análises SDS-PAGE de antigénios das glândulas salivares de grupos não alimentados (U), alimentados (F), semi-grávidos (Sg) e grávidos (G) de Phlebotomus papatasi recolhidos na província de Esfahan, no centro do Irão
M: Marcador de proteína pré-colorada

3-5-3. Perfil proteico da saliva das moscas da areia do verão e da primavera

A SGL das moscas da areia recolhidas durante a primavera dividiu-se em 6 bandas proteicas fortes com pesos moleculares de 14-42 kDa e uma banda fraca de cerca de 36 kDa. As moscas da areia recolhidas durante o verão apresentaram um padrão SGL de 5 bandas proteicas com pesos moleculares entre 14 e 30 kDa. O SGL dos grupos de moscas da areia da primavera e do verão apresentou 5 bandas proteicas de cerca de 14-30 kDa. A diferença residia na presença de 2 bandas proteicas de cerca de 36 e 42 kDa no SGL das moscas da primavera, que não existiam no SGL das moscas recolhidas no verão (Fig. 3-7).

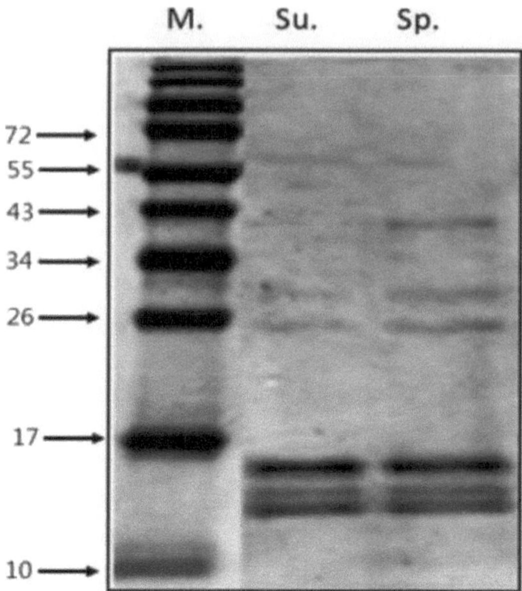

Fig. 3- 7 Análises SDS-PAGE dos antigénios das glândulas salivares das colecções de primavera (Sp) e verão (Su) de Phlebotomus papatasifrom Esfahan Province, centro do Irão M: Marcador proteico pré-colocado

3-5-4. Perfil proteico da saliva de indivíduos infectados e não infectados

Os perfis SGL das moscas da areia *infectadas* e não infectadas *com L. major* eram semelhantes, com 5 bandas proteicas que variavam entre 14-30 kDa. Observou-se apenas uma pequena diferença na intensidade das bandas proteicas mencionadas, que eram um pouco mais fortes nas moscas da areia não infectadas (Fig. 3-8).

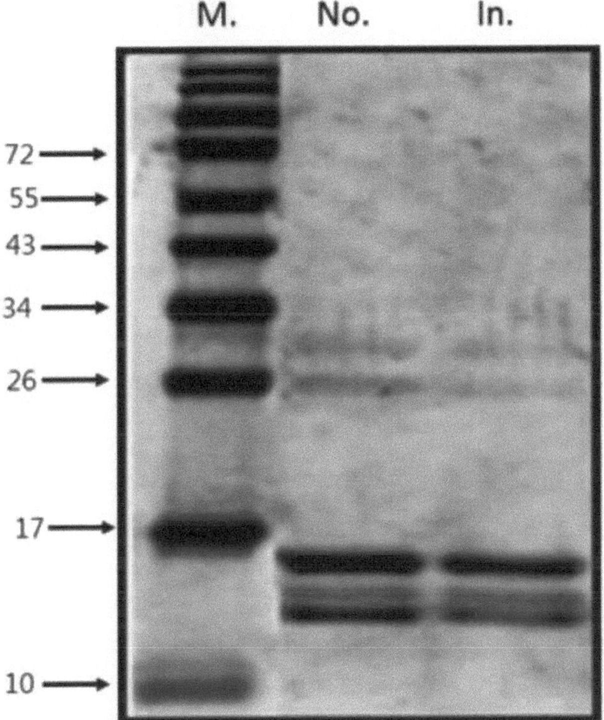

Fig. 3- 8 Análises SDS-PAGE de antigénios das glândulas salivares de grupos infectados (In) e não infectados (No) de Phlebotomus papatasicolhidos na província de Esfahan, no centro do Irão
M: Marcador de proteína pré-colorada

3-6. Resposta de anticorpos *de Rhombomys opimus* a proteínas salivares *de Phlebotomus papatasi*

As respostas *de* anticorpos *de R. opimus* contra SGAs dos 10 grupos diferentes de flebótomos foram determinadas por análise Western blot. O soro negativo não reagiu com nenhum dos SGAs dos 10 grupos de flebótomos. O soro positivo reagiu de forma variável aos SGAs dos diferentes grupos. As análises Western Blot revelaram 6-9 bandas antigénicas com massas moleculares de 14-70 kDa (Figs. 3-9, 3-10, 3-11, 3-12).

3-6-1. Resposta de anticorpos de *Rhombomys opimus* às proteínas salivares de moscas da areia pardas e nulíparas

A reação com o soro *de R. opimus* revelou 8 antigénios diferentes. As imunorreacções foram mais fortes com bandas de proteínas SGA de cerca de 17, 22, 24 e 28 KDa no SGL de moscas pardas e com SGAs de cerca de 14, 22, 24 e 28 KDa no SGL de moscas nulíparas, respetivamente (Fig. 3-9).

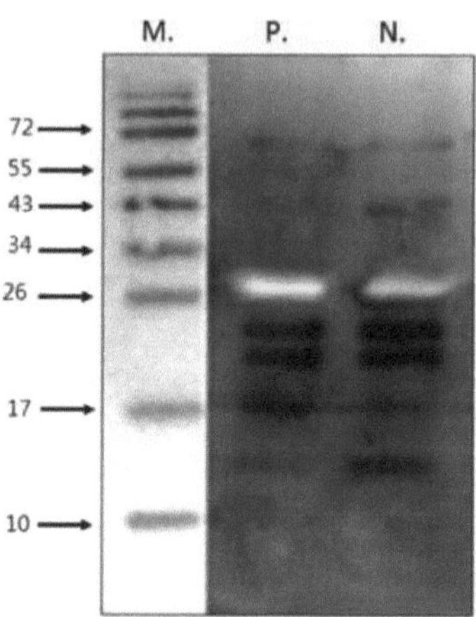

Fig. 3- 9 Análises Western blot de antigénios das glândulas salivares dos grupos parous (P) e nulliparo us (N) de *Phlebotomus papatasi* colhidos na província de Esfahan, no centro do Irão M: Marcador proteico pré-colocado

3-6-2. Resposta dos anticorpos *de Rhombomys opimus* às proteínas salivares

de moscas-da-areia não alimentadas, alimentadas, semi-grávidas e grávidas

O soro reagiu com 9 SGAs de moscas da areia não alimentadas, alimentadas, semi-grávidas e grávidas. As reacções mais fortes foram observadas contra antigénios de moscas da areia grávidas. Foi observada uma reação forte contra um antigénio de 28 kDa em moscas da areia não alimentadas, alimentadas, semi-grávidas e grávidas (Fig. 3-10).

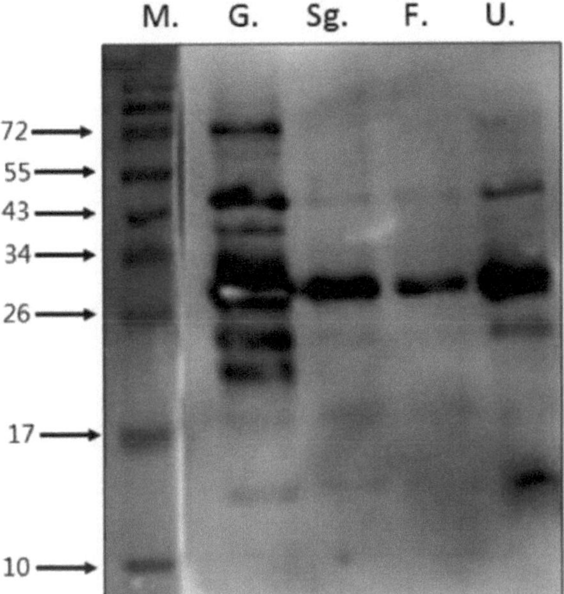

Fig. 3- 10 Análises Western blot de antigénios das glândulas salivares de grupos não alimentados (U), alimentados (F), semigrávidos (Sg) e grávidos (G) de *Phlebotomus papatasi* recolhidos na província de Esfahan, no centro do Irão

M: Marcador de proteína pré-colorada

3-6-3. Resposta dos anticorpos de *Rhombomys opimus* às proteínas salivares das moscas da areia do verão e da primavera

O soro *de R.opimus* reconheceu 6 bandas antigénicas; cinco antigénios comuns situavam-se entre 14 e 28 kDa no SGL das moscas da areia recolhidas na primavera e no verão. Uma banda antigénica de 44 e uma banda de 69 kDa foram especificamente reconhecidas em moscas da areia colhidas na primavera e no verão, respetivamente (Fig. 3-11).

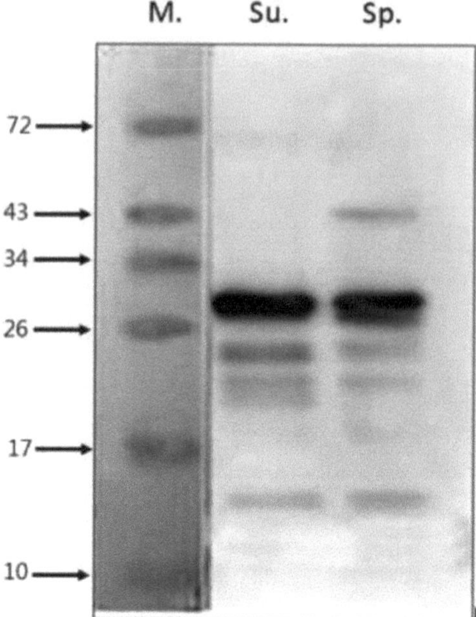

Fig. 3- 11 Análises Western blot de antigénios das glândulas salivares das colecções da primavera (Sp) e do verão (Su) de *Phlebotomus papatasi* da província de Esfahan, no centro do Irão M: Marcador proteico pré-colocado

3-6-4. Resposta de anticorpos *de Rhombomys opimus* às proteínas salivares de moscas da areia infectadas e não infectadas

O soro *anti-P.papatasi* de *R. opimus* reagiu de forma semelhante com SGL de moscas da areia infectadas e não infectadas com *Leishmania*. Foram reconhecidas seis bandas antigénicas de 14 a 44 kDa e uma banda fraca de 69 kD. As reacções do soro diferiram apenas em intensidade, com as moscas não infectadas a reconhecerem um antigénio de 22 kDa e 24 kDa mais fortemente do que as moscas infectadas (Fig. 3-12).

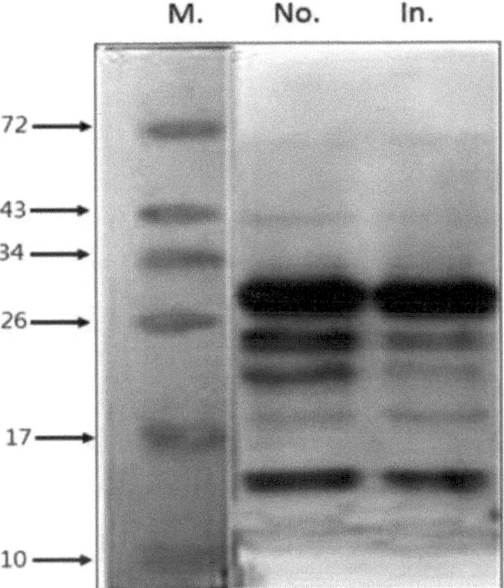

Fig. 3- 12 Análises Western blot de antigénios das glândulas salivares de grupos infectados (In) e não infectados (No) de Phlebotomus papatasicolhidos na província de Esfahan, no centro do Irão

M: Marcador de proteína pré-colorada

3-7. Expressão dos genes das glândulas salivares de *Phlebotomus papatasi*
3-7-1. ARN salivar isolado

Para a avaliação da expressão genética, o ARN foi isolado dos tecidos das glândulas salivares. O ARN isolado foi observado em gel de agarose a 1% com brometo de etídio (Fig. 3-13). Uma amostra de ARN intacta apresenta geralmente bandas distintas tanto para o ARNr 28S como para o ARNr 18S. Supõe-se que a integridade do ARNr indica a integridade das outras fracções de ARN, como o ARNm, em especial nos estudos de expressão. Mas, na realidade, a integridade do ARNr pode não refletir necessariamente a qualidade do ARNm. Assim, a purificação e a quantidade de ARN também foram verificadas por espetrofotómetro picodrop utilizando as pontas de UVpette.

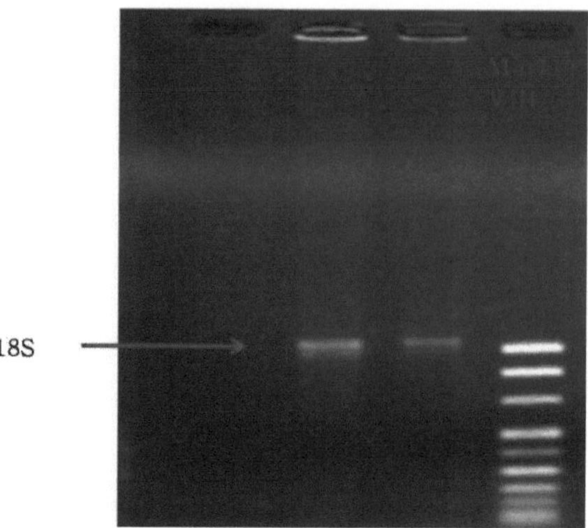

Fig. 3- 13 Eletroforese de duas amostras de ARN extraídas de tecido salivar de *P. papatasi*

O rácio de absorvância 260/280 é uma forma de medir a pureza ou a qualidade do ARN extraído. O rácio é determinado dividindo a absorvância obtida a partir de um espetrofotómetro a 260 nm pela absorvância obtida a 280 nm. O rácio deve situar-se entre 1,6 e 2,0. Um rácio inferior indica a presença de proteínas, fenol ou outras contaminações do ARN isolado. As amostras de RNA com pelo menos 1 µg de RNA e sem contaminação foram incluídas no estudo e as amostras sem RNA eficiente foram excluídas.

3-7-2. Expressão dos genes SP15 e SP44 em diferentes grupos de *Phlebotomus papatasi*

Neste estudo, o perfil de expressão dos genes salivares SP15 e SP44 foi determinado em diferentes grupos de *P. papatasi*. Os dados obtidos a partir de qRT-PCR foram analisados utilizando dois métodos de curva padrão relativa (Fig. 3-14) e limiar de ciclo comparativo (Ct). O limiar do ciclo é o número de ciclos em que a fluorescência gerada numa reação atravessou a linha de limiar (Fig. 3-15).

No entanto, os resultados baseados no primeiro método são mais aceitáveis porque o método da curva-padrão relativa fornece resultados quantitativos altamente exactos em que os valores quantitativos de amostras desconhecidas são interpolados a partir da(s) curva(s)-padrão. O tamanho dos produtos de PCR para SP15, SP44 e gene da alfa tubulina foi de 151, 134 e 246 pb, respetivamente, com curvas de fusão distintas (Fig. 3-16).

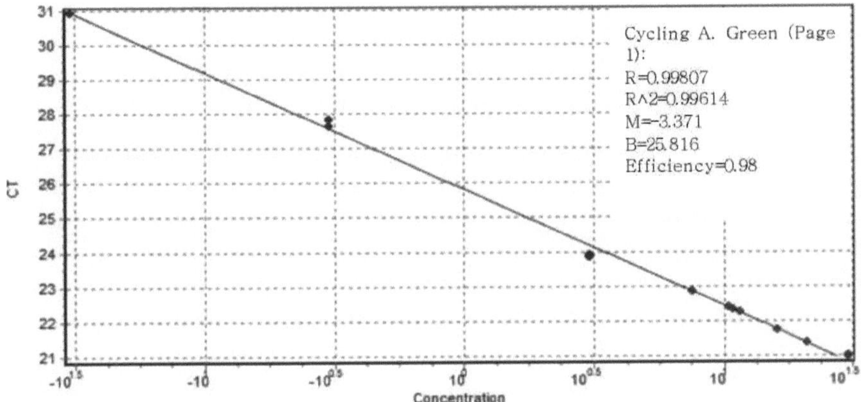

Fig. 3- 14 Curva padrão de PCR em tempo real da amostra de calibrador que revela uma elevada eficiência da PCR

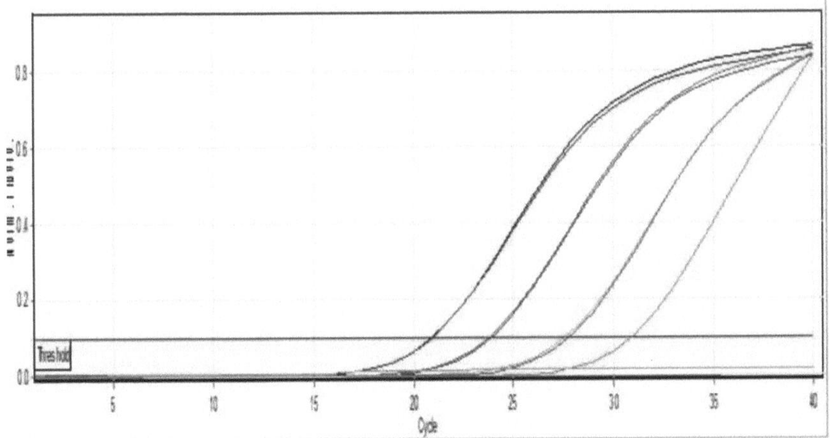

Fig. 3- 15 O Ct obtido da reação qRT-PCR em duplicado, utilizando primers para a alfa tubulina

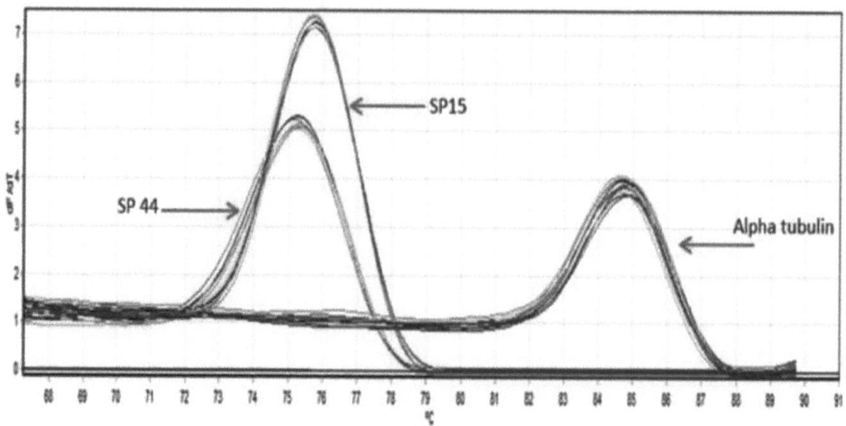

Fig. 3-16 Curvas de fusão dos produtos qRT PCR dos genes da alfa tubulina e dos genes salivares

As diferenças de expressão dos genes salivares SP15 e SP44 foram determinadas entre 10 grupos de mosquito da areia. De cada grupo, foi utilizado um conjunto de 10 tecidos salivares *de P. papatasi* para construir cDNA. Os perfis de expressão de 10 cDNAs foram avaliados por qRT-PCR. Cada reação foi repetida quatro vezes (duas vezes em duas execuções diferentes; Tabela 3-3 e 3-4).

Quadro 3- 3 Expressão relativa de SP15 e SP44 em grupos de parturientes e nulíparas de *Phlebotomuspapatasi*, calculada através do método da curva padrão relativa

Sand flyGroups	SP15Fold difference	SP44 Fold difference
Parous	2.394757	1.235157
	2.199318	1.288019
	2.839194	1.491490
	2.406215	1.135946
Nulliparous	1.777417	1.149711
	1.925585	1.245335
	2.180421	1.359078
	2.278835	1.647415

Quadro 3- 4 Expressão relativa de SP15 e SP44 em diferentes grupos de *Phlebotomus papatasi*, calculada através do método da curva-padrão relativa

Sand fly Groups	PpSP15 Fold difference	PpSP44 Fold difference	Sand fly Groups	PpSP15 Fold difference	PpSP44 Fold difference
Fed	4.33	5.16	**Unfed**	2.31	3.79
	3.90	4.71		2.21	3.66
	4.87	4.25		2.57	3.18
	4.66	4.19		2.54	2.69
Mean±SEM	4.44 ± 0.21	4.58 ± 0.23	Mean±SEM	2.41± 0.09	3.33 ± 0.25
Semi-gravid	2.67	2.50	**Gravid**	1.22	1.30
	2.93	2.64		1.15	1.23
	2.62	2.57		1.21	1.25
	2.73	2.73		1.12	1.24
Mean±SEM	2.74 ± 0.07	2.60 ± 0.05	Mean±SEM	1.17 ± 0.02	1.26 ± 0.02
Spring	0.51	0.41	**Summer**	2.14	2.14
	0.52	0.38		1.92	1.83
	0.71	0.57		2.46	2.30
	0.59	0.51		2.11	2.02
Mean±SEM	0.58 ± 0.05	0.47 ± 0.04	Mean±SEM	2.16 ± 0.11	2.07 ± 0.10
Parous	2.39	1.24	**Nulliparous**	1.78	1.15
	2.20	1.29		1.93	1.25
	2.84	1.49		2.18	1.36
	2.41	1.14		2.28	1.65
Mean±SEM	2.46 ±0.14	1.29 ± 0.07	Mean±SEM	2.04 ± 0.12	1.35 ± 0.11
Infected	1.46	0.99	**Non infected**	1.58	0.99
	1.33	0.83		1.71	0.99
	1.50	0.93		1.57	0.85
	1.44	0.87		1.90	0.97
Mean±SEM	1.43 ± 0.03	0.90 ± 0.03	Mean±SEM	1.69 ± 0.08	0.95 ± 0.03

Para compreender o efeito do estado fisiológico da mosca da areia na expressão dos genes das glândulas salivares, o perfil de expressão dos genes SP15 e SP44 foi avaliado em quatro grupos de moscas da areia não alimentadas, alimentadas, semi-grávidas e grávidas. A maior quantidade de transcritos de SP15 foi observada em moscas da areia alimentadas e a menor quantidade em moscas grávidas.

Esta diferença foi altamente significativa (P <0,01) utilizando o teste estatístico de Kruskal-Wallis. Os perfis de expressão foram: alimentado > semi-grávido > não alimentado > grávido. Houve seis comparações entre cada um dos dois grupos usando o teste Mann Whitney com valor de P < 0,05. As diferenças de expressão entre os grupos foram significativas, mostrando o efeito dos estágios fisiológicos no perfil de expressão da SP15 (Fig. 3-17).

O nível de expressão do gene SP15 em parosas foi maior do que em nulíparas, mas essa diferença não foi estatisticamente significativa. Nas moscas da areia *P. papatasi* recolhidas que estavam infectadas com *L. major*, a expressão do gene SP15 foi inferior à das não infectadas (valor de P < 0,05). A quantidade de expressão de SP15 nas moscas da areia que foram recolhidas no verão foi superior à da primavera. Esta diferença foi estatisticamente significativa (P<0,05, Fig. 3-17).

O nível de expressão da SP44 foi mais elevado nas moscas-da-areia alimentadas e mais baixo nas moscas-da-areia grávidas. O perfil de expressão da SP44 entre estes quatro grupos foi: alimentadas > não alimentadas > semi-grávidas > grávidas. Nas moscas-da-areia nulíparas e não infectadas, a expressão da SP44 foi maior do que nas moscas pardas e infectadas, mas estas diferenças não foram estatisticamente significativas. Os flebotomíneos colhidos no verão apresentaram uma expressão mais elevada do gene SP44 do que os flebotomíneos colhidos na primavera (valor de P < 0,5, Fig. 3-18).

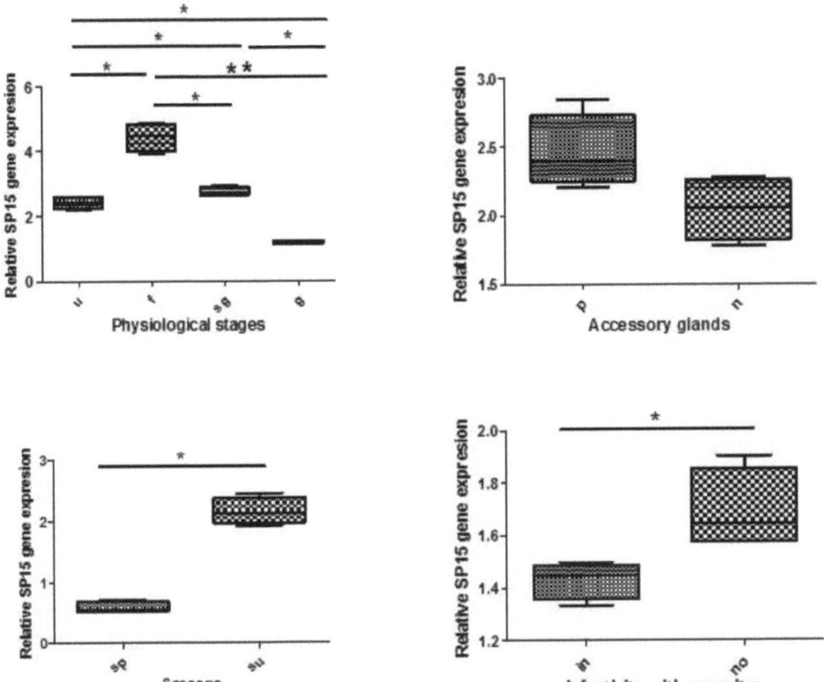

Fig. 3- 17 Expressão relativa do gene SP15 entre os diferentes grupos de *Phlebotomuspapatasi* u (não alimentado), f (alimentado), sg (semigrávido), g (grávido), p (paroso), n (nulíparo), sp (primavera), su (verão), in (infetado), no (não infetado), *: p < 0,05; **: p<0,01

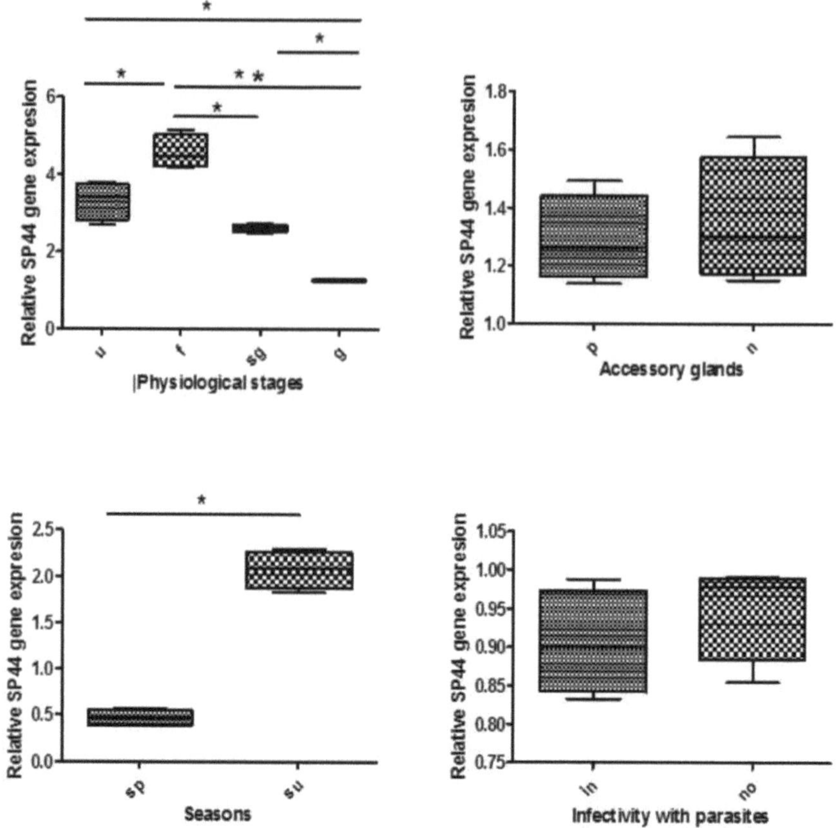

Fig. 3-18 Os perfis de expressão relativa do gene SP44 entre diferentes
Grupos *Phlebotomuspapatasi*
u (não alimentado), f (alimentado), sg (semigrávido), g (grávido), p (paro), n
(nulíparo), sp (primavera), su (verão), in (infetado), no (não infetado) *: p < 0,05; **:
p<0,01

A correlação entre os perfis de expressão dos genes SP15 e SP44 foi determinada
com o teste de correlação de Spearman. Verificou-se uma forte correlação positiva
entre estes dois genes salivares, em 10 grupos de moscas da areia com um valor de P
< 0,0001 e Spearman r: 0,8460 (Fig. 3-19).

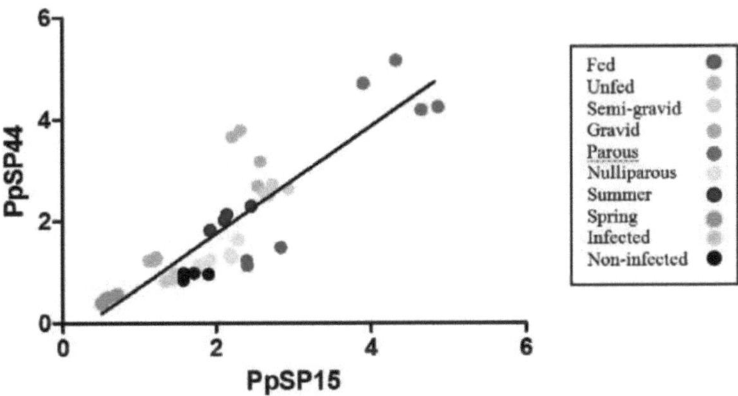

Fig. 3- 19 Correlação entre as expressões relativas dos genes SP15 e SP44 em diferentes grupos de mosquito da areia, r: 0,8460, P < 0,0001

4. Discussão

4-   1. Deteção e identificação de espécies *de Leishmania* em *Phlebotomies papatasi*

No presente estudo, foi utilizado o método nested PCR para a deteção e identificação de infecções por *Leishmania* a partir de *P. papatasi*, o principal vetor de ZCL no Irão. Nos estudos anteriores, os métodos microscópicos, como o teste de exame direto e os métodos de cultura, eram menos sensíveis do que as técnicas moleculares e não conseguiam detetar todas as amostras positivas *de Leishmania*. Além disso, estes métodos convencionais não eram totalmente precisos no diagnóstico de diferentes espécies *de Leishmania* (Ben-Ismail et al.1992, Shahbazi et al. 2008, Akhavan et al. 2006). Além disso, pode falhar-se a deteção de parasitas *de Leishmania* devido às diferentes taxas de crescimento dos parasitas em cultura de ágar-sangue (Ibrahim et al. 1994).

O método isoenzimático pode constituir uma boa abordagem aos pontos de referência para a identificação das espécies e estirpes de referência de *Leishmania,* mas o método isoenzimático tem algumas desvantagens, como o facto de exigir a cultura de um grande número de parasitas, a contaminação de isolados primários e, no caso de infeção mista, a espécie que cresce mais rapidamente em condições laboratoriais é a única espécie que é produzida (Oshaghi et al. 2008).

As técnicas baseadas na PCR constituem alternativas rápidas, sensíveis e específicas às técnicas convencionais. Além disso, no método nested PCR, a deteção da infeção por *Leishmania* e a identificação das espécies de *Leishmania* são efectuadas simultaneamente. No presente estudo, os resultados mostraram que o método nested PCR é sensível e pode diferenciar especificamente entre *L. major, L. gerbilli* e *L. turanica* nas amostras de moscas da areia de *P. papatasi*.

Os primers *específicos de Leishmania* concebidos foram testados em ADN de estirpes padrão de *L. major, L. gerbilli* e *L. turanica* e produziram um único produto principal com tamanho específico para cada uma das três espécies de parasitas.

Os tamanhos destes fragmentos ITS2 corresponderam aos previstos a partir dos dados de sequência do GenBank. Na PCR aninhada, o segundo passo da PCR foi muito mais sensível do que o primeiro passo para a deteção do parasita.

Neste estudo, a PCR-RFLP foi também concebida para confirmar os resultados produzidos pela nested PCR. A PCR-RFLP conseguiu distinguir especificamente entre as espécies de *L. major*, *L. gerbilli* e *L. turanica*. No entanto, a nested PCR, por si só, não conseguiu distinguir entre estas três espécies de *Leishmania*. A especificidade, a sensibilidade e a distinção rápida de infecções mistas através da PCR aninhada validam a sua utilização como teste de diagnóstico para as espécies *de Leishmania* detectadas. O método de PCR aninhada é especialmente útil e aplicado em laboratórios que não dispõem de instalações de sequenciação.

A deteção de ADN *de Leishmania* em 28,9 % das amostras de fêmeas *de P. papatasi* colhidas em zonas rurais da província de Esfahan durante este estudo demonstra a sensibilidade da PCR aninhada desenvolvida.

Investigações anteriores mostram vários rácios de fêmeas *de P. papatasi* infectadas por *L. major* nos seguintes distritos do Irão: 19,8% em Shiraz (Oshaghi et al. 2010), 15,6% em Badrood (Yaghoobi-Ershadi et al. 2005), 6,5% em Baft (Oshaghi et al. 2008), 11% em Damghan (Rassi et al. 2011), 12,5% em Shahrood (Abaei et al. 2007), 22,1% em Abardejh (Nekouie et al. 2006), 12,7% em Rafsanjan (Yaghoobi-Ershadi et al. 2010), 2,1% em Chabahar (Kassiri et al. 2012) e 6% em Sarbisheh (Akhoundi et al. 2013).

Em alguns estudos anteriores, *L. turanica* foi detectada em moscas da areia *P. papatasi* recolhidas no Saara turquemeno, Damghan e Esfahan (Parvizi e Ready 2008, Rassi et al. 2011, Sharbatkhori et al. 2014). Na maioria dos estudos anteriores realizados no Irão, apenas *L. major* foi detectada no vetor *P. papatasi*.

No presente estudo, a maioria dos parasitas *L. major* infectou as moscas da areia *P. papatasi* recolhidas. Mas também se registaram infecções mistas de *L. major*, *L. turanica* e *L. gerbili*, de *L. major* e *L. turanica* e também de *L. turanica* e *L. gerbili* em algumas amostras de ADN de *P. papatasi* recolhidas na área de estudo.

Num estudo recente, a infeção de *P. papatasi* com *L. major*, *L. turanica* e *L. gerbili* foi detectada por PCR aninhada em moscas da areia colhidas na província de Esfahan

(Parvizi e Ready 2008).

Na província de Esfahan, a zona hiperendémica de ZCL no Irão central, *P. papatasi* é o principal vetor e *R. opimus* é o principal reservatório da doença. Os gerbos infectados com *L. major* são o principal ciclo de transmissão da ZCL na Ásia Central e no Irão (Strelkova 1996, Yaghoobi-Ershadi et al. 2003, Gramiccia e Gradoni 2005). Num estudo recente para detetar ADN de *Leishamnia* a partir de amostras de pele de *R. opimus*, foram detectadas três espécies de *L. major, L. turanica* e *L. gerbili* em grandes gerbos recolhidos em zonas rurais da província de Esfahan (Akhavan et al. 2010a). Os seus resultados mostraram que as três espécies de *Leishmania* circulam nas populações de *R. opimus* nos distritos rurais da província de Esfahan.

Apenas *a L. major* é patogénica para o ser humano e *a L. turanica* promove a persistência da infeção por *L. major* no grande gerbo (Strelkova et al. 2001). No presente estudo, quase todas as moscas da areia *P. papatasi* examinadas para deteção de ADN *de Leishmania* por PCR aninhado não se alimentavam de sangue, o que demonstra a competência vetorial de *P. papatasi*.

Os nossos resultados demonstram a infeção natural da mosca da areia *P. papatasi* com três espécies de *L. major, L. turanica* e *L. gerbili* que circulam entre o hospedeiro reservatório *R. opimus* e o vetor da mosca da areia *P. papatasi* no centro do Irão.

4-   2. Ensaio proteico do lisado da glândula salivar de *Phlebotomuspapatasi*

A composição das glândulas salivares depende de várias caraterísticas dos flebótomos, como o sexo, a geração e a localização geográfica (Volf et al. 2000, Ben Hadj Ahmed et al. 2010a, Akhavan 2011).

A quantidade de conteúdo proteico e a composição das proteínas são diferentes entre a saliva dos machos e das fêmeas. Estas diferenças devem-se às diferentes estratégias de alimentação dos diferentes sexos da mosca-da-areia. Nas fêmeas, a concentração de proteínas é mais elevada e a composição proteica é mais complexa do que nos machos (Volf et al. 2000).

Os ratinhos pré-imunizados com extrato de glândula salivar (SGE) de fêmeas F 29 de *P. papatasi* criadas em laboratório foram protegidos contra *L. major* co-inoculadas com o mesmo tipo de SGE, enquanto os ratinhos pré-imunizados com SGE de moscas da areia capturadas na natureza ou F1 não foram protegidos (Zhioua 2009). No entanto, em condições de campo, os humanos naturalmente expostos a picadas de moscas da areia *P. duboscqi* reagiram com uma resposta semelhante a Thl às picadas de moscas da areia colonizadas, sugerindo que os humanos reagem da mesma forma a proteínas salivares de moscas da areia colonizadas e recolhidas no campo (Oliveira et al. 2013).

A composição das glândulas salivares da mosca-da-areia é, portanto, um elemento importante da infecciosidade *da Leishmania*, em que a quantidade de SGAs pode afetar a sua antigenicidade e o resultado da infeção por *L. major*. Neste estudo, o teor de proteínas salivares diferiu nos vários estádios fisiológicos da mosca-da-areia. O teor mais elevado de proteínas SGL foi observado em moscas da areia não alimentadas. Este facto pode dever-se à deposição de saliva como parte obrigatória da estratégia de alimentação sanguínea da mosca-da-areia, reduzindo a quantidade de saliva nas moscas alimentadas com sangue.

O conteúdo proteico da saliva não é constante e varia com a idade, mas nos flebotomíneos recolhidos no campo, a idade não é definida; tanto os flebotomíneos muito jovens como os muito velhos têm quantidades muito baixas de proteínas SGA. Este facto pode explicar o teor global de proteínas da glândula salivar cinco a dez vezes mais baixo observado neste estudo, em comparação com o teor relatado para *P. papatasi* colonizada com 4 dias de idade (Volf et al. 2000, Valenzuela et al. 2001).

O teor de proteínas da saliva do mosquito da areia também varia consoante a localização geográfica e as diferentes espécies (Volf et al. 2001). O teor de proteínas salivares em *P. papatasi* de uma colónia cipriota foi de 0,51 pg por glândula, em *P. papatasi* de uma colónia turca foi de 0,33 pg/glândula, em *P. duboscqi* foi de 0,78 pg/glândula, em *P. halepensis* foi de 0,41 pg/glândula, em *P. sergenti* de uma colónia turca foi de 0,23 pg/glândula e em *Lu. longipalpis* foi de 0,18 pg/glândula (Cerna et al. 2002).

O teor de proteínas nos SGLs de algumas espécies diferiu em estudos publicados anteriormente (Ribeiro et al. 1986, Volf et al. 2000, Cerna et al. 2002). Esta diferença pode dever-se às diferentes colónias utilizadas, às condições da sua manutenção e à sensibilidade dos métodos de medição da concentração de proteínas (Cerna et al. 2002).

Além disso, nos membros do subgénero *Phlebotomus*, como *P. papatasi* e *P. duboscqi,* o volume das glândulas individuais de um par não é igual e os resultados podem ser afectados pela recolha de apenas uma das duas glândulas, geralmente a maior, que é mais fácil de dissecar. Por conseguinte, sugere-se que, na experiência para a medição da concentração de proteínas, se faça um esforço especial para obter ambas as glândulas de cada indivíduo, sem serem rompidas. Para além disso, é preferível que todas as fêmeas utilizadas sejam da mesma idade para se obter uma avaliação mais precisa da concentração de proteínas (Cerna et al. 2002).

No nosso estudo, o teor de proteínas salivares foi mais elevado nas parosas do que nas nulíparas; no verão do que na primavera; e nas moscas *da areia infectadas com Leishmania* do que nas não infectadas. Os flebótomos nulíparos recolhidos neste estudo podem também ser demasiado jovens e as suas glândulas conterem uma quantidade insuficiente de saliva. Além disso, o teor de proteínas das glândulas salivares das moscas-da-areia recolhidas no verão era mais elevado do que o das moscas-da-areia recolhidas na primavera, o que parece dever-se às condições ambientais. Na área de estudo, as condições climáticas mudam entre as estações; no verão, a humidade relativa é mais baixa e a temperatura relativa é mais elevada do que na primavera; e quase não há precipitação durante o verão. Num estudo anterior, foi determinado o efeito das caraterísticas ecológicas na expressão dos genes das glândulas salivares; os níveis de expressão de cinco genes das glândulas salivares de *P. papatasi* foram regulados positivamente em setembro devido a uma deficiência hídrica que resultou numa redução das fontes de açúcar para as moscas da areia (Coutinho-Abreu et al. 2011).

No presente estudo, as variações climáticas alteram supostamente o tipo e a quantidade de vegetação na área de estudo, o que afecta a fitofagia das moscas da areia. A maior quantidade de saliva em flebotomíneos infectados no estudo atual pode ser explicada pelo facto de os flebotomíneos infectados demorarem mais tempo a obter uma refeição de sangue e precisarem de injetar mais saliva durante a refeição de sangue para beneficiarem dos efeitos biológicos e imunomoduladores da saliva (Kamhawi 2006).

4-   3. Perfil proteico das glândulas salivares *de Phlebotomus papatasi*

No presente estudo, o SGL dos diferentes grupos de *P. papatasi* revelou 4-9 bandas de proteínas com pesos moleculares que variam entre 14 e 70 kDa de diferentes grupos de *P. papatasi*. Num estudo realizado por Volf e Rohousova (2001), foram reconhecidas 5 a 8 bandas proteicas proeminentes com pesos moleculares de 28 a 50 kDa. Noutro estudo, a análise SDS-PAGE revelou 14 bandas proteicas importantes com pesos moleculares de 12 - 70 kDa (Rohousova et al. 2005b). Num estudo anterior realizado no nosso laboratório, foram observadas 7 bandas proteicas principais do lisado da glândula salivar *de P. papatasi* com massas moleculares de cerca de 12-40 kDa e 3 bandas fracas de 20, 55 e 65 kDa (Akhavan 2011). Estas diferenças podem refletir a distância geográfica das subpopulações *de P. papatasi* (Hamarsheh et al. 2009) ou ser devidas à geração do mosquito da areia (Ben Hadj Ahmed et al. 2010a).

Os componentes das glândulas salivares são variáveis nas moscas da areia com diferentes idades (Volf et al. 2000). No presente estudo, uma proteína da glândula salivar estava em falta no SGL de pardas em comparação com nulíparas. No SGL de flebótomos recolhidos na primavera, havia mais duas bandas de proteínas de cerca de 36 e 42 kDa em comparação com as recolhidas no verão, o que demonstra a influência de factores ecológicos. Num estudo anterior, foi determinado o efeito das condições ecológicas na expressão genética das glândulas salivares (Coutinho-Abreu et al. 2011). Os estádios fisiológicos da mosca-da-areia afectam a composição da glândula salivar. Os nossos resultados mostraram que o número e a intensidade das bandas proteicas no SGL de flebotomíneos não alimentados e grávidos foram superiores aos de flebotomíneos alimentados e semi-grávidos.

4-   4. Resposta dos anticorpos *de Rhombomys opimus* às proteínas salivares *de Phlebotomuspapatasi*

No nosso estudo, a análise Western Blot do soro *de R. opimus* revelou 6-9 bandas antigénicas com massas moleculares de 14-72 kDa, em comparação com 8 bandas antigénicas de *P. papatasi* colhidas no distrito rural de Borkhar e Sejzi no Irão (Akhavan 2011), 4-9 bandas antigénicas principais para *P. papatasiScopoli* colonizada contra ratinhos BALB/c (Volf e Rohousova 2001) e 4-6 bandas antigénicas principais para *P. papatasi* colonizada da Turquia contra ratinhos BALB/c (Rohousova et al. 2005b).

Estas diferenças podem ser devidas ao facto de a espécie reservatório não ser a mesma e sublinham a especificidade da imunogenicidade dos SGAs em vários hospedeiros.A reação do soro *de Rhombomys opimus* com SGL de grupos parous e nulliparous de moscas da areia foi semelhante.

A reatividade dos antigénios foi mais forte no SGL das moscas-da-areia grávidas e não alimentadas do que nas moscas-da-areia semi-grávidas e alimentadas. O perfil antigénico das colecções da primavera e do verão diferia apenas numa banda.

As reacções do soro com o SGL de flebótomos infectados e não infectados com *Leishmania* foram semelhantes e a diferença residiu apenas na intensidade da reação. É importante notar que o soro *de Rombomys opimus* reagiu fortemente com uma banda antigénica de cerca de 28 kDa no SGL de todos os grupos de flebótomos recolhidos neste estudo. São necessários mais estudos para confirmar a imunogenicidade desta proteína numa amostra maior de *R. opimus* para avaliar o seu potencial como marcador de exposição a *P. papatasi*.

Esta proteína pode ser a PpSP32, uma proteína que é altamente reconhecida por humanos mordidos por *P. papatasi* (Marzouki et al. 2012). São necessários mais estudos para confirmar se esta proteína pode ser utilizada como marcador de exposição a *P. papatasi* em *Rombomys opimus*. No nosso estudo, algumas bandas de proteínas fracas no perfil SGL reagiram fortemente com o soro de *R. opimus*. Por outro lado, algumas bandas proteicas importantes no perfil SGL reagiram fracamente na análise Western blot.

Assim, a antigenicidade das bandas proteicas separadas da saliva pode ser diferente, o que deve ser tido em conta no desenvolvimento de vacinas baseadas na saliva. Este estudo mostra que certas caraterísticas biológicas e ambientais das populações selvagens de moscas da areia vectoras afectam o conteúdo proteico e a antigenicidade da saliva. Este facto pode ter uma implicação importante na conceção de vacinas baseadas em vectores.

4-   5. Expressão dos genes SP15 e SP44 em *P. papatasi* em função de factores fisiológicos e ambientais

Phlebotomus papatasi é o principal vetor da ZCL no Velho Mundo e no Irão. Alguns aspectos ecológicos desta espécie de mosca da areia estão documentados no que diz respeito a locais de repouso (Schlein et al. 1982a), fontes de sangue (Schlein et al. 1982b, Lane 1993, Yaghoobi-Ershadi et al. 1995, 2005), longevidade (Yaghoobi-Ershadi et al. 2007), capacidade de dispersão (Yuval et al. 1988) e atividade sazonal (Yaghoobi-Ershadi & Javadian 1997, Yaghoobi-Ershadi & Akhavan 1999).

Muitos estudos demonstraram o papel dos factores bióticos ou abióticos na expressão dos genes. Embora se saiba muito sobre a fisiologia e a ecologia do mosquito da areia *P. papatasi*, desconhece-se como a fisiologia e o ambiente afectam a expressão genética neste inseto.

As variações genéticas da saliva do mosquito da areia influenciam o processo de desenvolvimento de vacinas contra a leishmaniose. O estudo de Elnaiem et al.(2005) sugeriu que um elevado grau de semelhança em *P. papatasi* SP15, entre diferentes populações, pode ser utilizado numa estratégia de vacinação. Para além da variabilidade genética, as diferenças no nível de expressão dos genes salivares podem influenciar a eficácia da vacina.

Neste estudo, avaliámos o efeito de alguns aspectos fisiológicos como a alimentação sanguínea, a paridade ou nuliparidade, a infeção por *Leishmania* e o estado sazonal nos perfis de expressão de dois dos transcritos mais significativos encontrados nas glândulas salivares de fêmeas de moscas da areia *P. papatasi* (Valenzuela et al. 2001).

No nosso estudo, todas as avaliações da expressão foram realizadas em fêmeas *de P. papatasi* colhidas no terreno numa zona hiperendémica de ZCL no Irão, elucidando as expressões genéticas salivares diferenciais no habitat natural dos flebotomíneos. A nossa investigação envolveu a avaliação por PCR quantitativa em tempo real de dez grupos de *P. papatasi* colhidas no terreno, e cada grupo continha 10 indivíduos.

No presente estudo, os rácios de fold change variaram de 0,51 a 4,8 e de 0,38 a 5,1 quando foram analisados os efeitos dos factores fisiológicos e sazonais na expressão dos genes SP15 e SP44, respetivamente. A expressão dos transcritos de SP15 e SP44 foi influenciada por factores fisiológicos e ambientais; SP15 pelos factores farinha de sangue, infecciosidade e estação do ano, e SP44 pela farinha de sangue e estação do ano.

4- 5-1. Efeito da farinha de sangue na expressão dos genes das glândulas salivares

Como os componentes da farinha de insetos podem induzir alterações hormonais em insetos sugadores de sangue (Hagedorn 2004) e consequentemente a expressão gênica (Raikhel 2004, Marinotti et al. 2006), verificamos se a dieta sanguínea pode ou não modular a expressão de genes da glândula salivar *de P. papatasi.*

Em quatro grupos de moscas alimentadas com sangue, não alimentadas, semi-grávidas e grávidas, foi avaliada a expressão de transcrições salivares. Os genes das glândulas salivares SP15 e SP44 foram regulados positivamente nas moscas alimentadas com sangue em comparação com as não alimentadas. Esta indução de transcritos salivares após a alimentação sanguínea de moscas da areia sugere o importante papel desempenhado pela salivação durante a alimentação.

A maior expressão de genes em moscas alimentadas pode dever-se à necessidade subsequente de regeneração das proteínas da saliva após uma refeição. De acordo com este resultado, estudos anteriores mostraram que a quantidade total de proteínas salivares diminui após uma refeição de sangue (Marinotti et al. 1990, Golenda et al. 1995, Prates et al. 2008); no presente estudo, a avaliação mais baixa da quantidade de proteínas da saliva em moscas alimentadas está de acordo com os resultados anteriores. A menor expressão de ARNm em moscas não alimentadas pode sugerir que a mosca da areia já depositou uma quantidade suficiente de saliva que pode ser utilizada durante o processo de alimentação, regulando em baixa a transcrição de genes salivares. Um estudo recente também indicou a regulação positiva da expressão dos genes das glândulas salivares SP12, SP14, SP15, SP30, SP36, SP42 e SP44 em *P. papatasi* criadas em laboratório e alimentadas com sangue (Coutinho-Abreu et al. 2010). Entre quatro grupos de moscas alimentadas, não alimentadas, semi-grávidas e grávidas, o nível mais baixo de expressão dos genes SP15 e SP44 foi observado em moscas grávidas.

Embora não se conheçam os processos fisiológicos que podem ser responsáveis por tais diferenças na expressão dos genes das glândulas salivares entre moscas ingurgitadas e gravídicas ou entre moscas semi gravídicas e gravídicas, estes resultados podem ser considerados na conceção de vacinas à base de saliva.

4-   5-2. Efeito da paridade/nuliparidade na expressão dos genes das glândulas salivares

No presente estudo, avaliámos a expressão dos genes das glândulas salivares em grupos de moscas pardas e nulíparas. Como as moscas nulíparas nunca ovipositam, a paridade é geralmente usada para determinar a estrutura etária de uma população. O envelhecimento é outro fator fisiológico que influencia os perfis de expressão genética, mas não se pensa que seja tão significativo como o genótipo ou o sexo nos insectos (Jin et al. 2001).

No estudo atual relativo à expressão dos genes das glândulas salivares em *P. papatasi,* apenas o SP15 pareceu ser consistentemente influenciado pela paridade, em contraste com a modulação do perfil de expressão do SP44, que não foi estatisticamente significativa entre as moscas parosas e nulíparas. Foi observado um nível de expressão mais elevado do transcrito SP15 no grupo de moscas parosas, que são mais velhas, em comparação com as moscas nulíparas.

De acordo com a nossa descoberta, o nível de expressão dos genes SP15 foi maior em *P. papatasi* alimentadas com sangue durante 9 dias em comparação com moscas de 5 dias (Coutinho-Abreu et al. 2010). Estudos anteriores mostraram que o envelhecimento também influencia a expressão de 1 % dos genes de *Drosophila melanogaster* e 5 % dos genes de *Anopheles gambiae* (Jin et al. 2001, Marinotti et al. 2006).

4-   5-3. Efeito das diferentes estações do ano na expressão dos genes das glândulas salivares

O nosso estudo avaliou as diferenças nos perfis de expressão de grupos distintos de populações de *P. papatasi* recolhidas no campo e o efeito potencial de diferentes estados fisiológicos e ambientes nesses perfis.

Neste estudo, a expressão diferencial de transcritos salivares foi também avaliada em *P. papatasi* recolhidas no terreno durante as estações da primavera e do verão. A atividade das moscas-da-areia nas regiões centrais do Irão, de clima temperado, começa em abril ou maio e estende-se até outubro ou novembro, com dois picos de atividade, um em junho ou julho e o segundo em agosto ou setembro (Yaghoobi-Ershadi& Javadian 1997, Yaghoobi- Ershadi& Akhavan 1999).

No presente estudo, foram encontradas diferenças significativas nos níveis de expressão entre a primavera e o verão. O nível de expressão dos transcritos salivares SP15 e SP44 foi regulado positivamente nas fêmeas *de P. papatasi* recolhidas durante o verão, em comparação com as moscas recolhidas na primavera. É possível que as alterações climáticas da temperatura e da humidade relativas entre as estações possam influenciar a vegetação e os habitats totais das moscas-das-areias, causando perfis de expressão diferenciados.

De acordo com nossos resultados, a expressão de SP44 foi maior em *P. papatasi* coletada tardiamente (setembro) na estação, quando o ambiente é mais seco e as fontes de açúcar são escassas para insetos que se alimentam de açúcar, como os flebotomíneos (Coutinho-Abreu et al. 2011).

Estudos anteriores indicaram que as populações de *P. papatasi* de diferentes habitats podem apresentar diferenças nas percentagens de fêmeas grávidas ou ingurgitadas

(Yuval 1991, Janini et al. 1995). Para além disso, a taxa de parição *de P. papatasi* também pode mudar (Yuval 1991, Hanafi et al. 2007), sugerindo que os flebotomíneos são mais velhos no final da estação.

4-   5-4. Efeito da infeção por *Leishmania major* na expressão genética das glândulas salivares

Outro fator biótico avaliado quanto à sua possível influência na expressão de genes salivares foi a infeção por *Leishmania*. Em *P. papatasi* recolhidas no campo e identificadas como infectadas com *Leishmania major* através de PCR aninhada, o nível de expressão de transcritos salivares foi avaliado em comparação com moscas não infectadas.

Componentes salivares induzem algumas modulações na resposta imune em hospedeiros vertebrados auxiliando o parasita *Leishmania* para um estabelecimento efetivo (Ribeiro 1987, Oliveira et al. 2013), portanto o parasita precisa de mais salivação para ter uma infeção bem sucedida.

No nosso estudo, o SP44 teve uma maior expressão nas moscas não infectadas do que nas infectadas, mas esta diferença não foi significativa. Além disso, o gene salivar SP15 apresentou uma regulação positiva significativamente mais elevada em moscas não infectadas, em comparação com o perfil de expressão em *P. papatasi* infectadas com *L. major*. Foi demonstrado que a infeção por *Leishmania* influencia a fisiologia da mosca da areia; num estudo anterior, a infeção experimental de *P. papatasi com Leishmania major* e *L. infantum* aumentou a mortalidade da mosca da areia e também reduziu a fecundidade das fêmeas (el Sawaf et al. 1994).

4-   6. Conclusão

Este estudo demonstra a infeção natural da mosca da areia *P. papatasi* com três espécies de *L. major, L. turanica* e *L. gerbili* que circulam entre o hospedeiro reservatório *R. opimus* e o vetor da mosca da areia *P. papatasi* no centro do Irão. A maioria dos parasitas *L. major* infectou as moscas da areia *P. papatasi* recolhidas.

O conteúdo de SGL diferiu nos vários estágios fisiológicos de *P. papatasis e* moscas. O teor mais elevado de proteínas SGL foi observado em moscas da areia não alimentadas. O teor de saliva foi mais elevado nas parosas em comparação com as nulíparas; no verão em comparação com as moscas da primavera; e nas moscas da areia *infectadas com Leishmania* em comparação com as não infectadas. O perfil de SDS-PAGE no SGL de moscas da areia pardas e nulíparas foi semelhante. No SGL de flebótomos colhidos na primavera, havia mais 2 bandas de proteínas do que nos colhidos no verão. As bandas proteicas no SGL de moscas da areia não alimentadas e grávidas eram mais fortes do que as de moscas da areia semi-grávidas e alimentadas. A reação do soro *de Rhombomys opimus* com o SGL de grupos parados e nulos de moscas-da-areia foi semelhante. A reatividade dos antigénios foi mais forte no SGL de moscas da areia grávidas e não alimentadas do que no de moscas da areia semi-grávidas e alimentadas. O perfil antigénico das colecções da primavera e do verão diferiu apenas numa banda. As reacções do soro com o SGL de flebótomos infectados e não infectados com *Leishmania* foram semelhantes e a diferença residiu apenas na intensidade da reação. O soro *de Rombomys opimus* reagiu fortemente com uma banda antigénica de cerca de 28 kDa no SGL de todos os grupos de flebótomos recolhidos neste estudo. Recomendam-se mais estudos para confirmar a imunogenicidade desta proteína em *R. opimus* para avaliar o seu potencial como marcador de exposição a *P. papatasi.*

As expressões dos genes salivares SP15 e SP44 foram reguladas positivamente nas moscas alimentadas com sangue em comparação com as moscas não alimentadas. Entre os quatro grupos de moscas alimentadas, não alimentadas, semi-grávidas e grávidas, o nível mais baixo de expressão dos genes SP15 e SP44 foi observado nas moscas grávidas. Foi observado um nível de expressão mais elevado do transcrito SP15 no grupo de moscas parous, que são mais velhas, em comparação com as moscas nulíparas, mas esta diferença não foi estatisticamente significativa. O nível de expressão dos transcritos salivares SP15 e SP44 foi regulado positivamente em *P.*

papatasi colhidas durante o verão, em comparação com as moscas colhidas na primavera. Além disso, o gene salivar SP15 apresentou uma regulação positiva significativamente mais elevada em moscas não infectadas em comparação com o perfil de expressão em *P. papatasi* infectadas com *L. major*. Recomenda-se a realização de mais estudos sobre outros genes das glândulas salivares.

Os resultados deste estudo demonstraram a expressão diferencial de genes da saliva entre diferentes grupos da população de *P. papatasi* em condições naturais de campo. Além disso, o conteúdo total de proteínas da saliva e o potencial de antigenicidade dos componentes salivares que reagem com *R. opimus* foram exibidos, lançando luz sobre a influência do estado fisiológico e sazonal na saliva *de P. papatasi*. Estes resultados podem ser considerados no desenvolvimento de uma vacina à base de saliva e de uma nova estratégia para o controlo da leishmaniose.

4-   7. Comentários

Sugere-se a análise da proteção induzida por vários antigénios salivares de *P. papatasi* definidos neste estudo. A compreensão da resposta protetora induzida em *R. opimus* e também em humanos em estudos futuros seria eficaz no controlo imunológico da doença. Sugere-se que o efeito de factores bióticos e abióticos no perfil de expressão genética seja alargado a um maior número de genes salivares, em estudos futuros.

É importante realizar outros estudos sobre a saliva de *P. papatasi* e de outros flebotomíneos vectores e sobre a resposta protetora induzida em hospedeiros reservatórios noutras zonas endémicas de leishmaniose no Irão.

Referências

Abaei MA, Rassi Y, Imamian H, Fateh M, Mohebali M, Rafizadeh S, Hajjaran H, Azizi K, Ismaiili M (2007) PCR baseado na identificação de vectores de leishmaniose cutânea zoonótica no distrito de Shahrood, no centro do Irão. Pak J Bio Sci 10(12): 2061-2065

Adler S, Theodor O (1926) The mouthparts, alimentary tract and salivary apparatus of the female in *Phlebotomuspapatasi*. Ann Trop Med Parasitol 20: 109-128

Akhavan AA, Hoseini M, Yaghoobi-Ershadi MR, Jahanifard E, Ebrahimi B (2005) Sexing pupae of *Phlebotomus papatasi* (Diptera: Psychodidae) during a colonization in Iran. Arch Inst Pasteur Tunis 82(1): 130-131

Akhavan AA, Yaghoobi-Ershadi MR, Hasibi F, Jafari R, Abdoli H, Arandian MH, Soleimani H (2006) Epidemiological survey in a new focus of zoonotic cutaneous leishmaniasis in Southern Iran. In: Actas da 11ª Conferência Internacional de Congresso de Parasitologia (ICOPA), Glasgow Escócia

Akhavan AA, Mirhendi H, Khamesipour A, Alimohammadian MH, Rassi Y, Bates P, Kamhawi S, Valenzuela JG, Arandian MH, Abdoli H, Jalali-zand N, Jafari R, Shareghi N, Ghanei M, Yaghoobi-Ershadi MR (2010a): *Leishmania* species: detection and identification by nested PCR assay from skin samples of rodent reservoirs. Exp Parasitol 126: 552-556

AkhavanAA , Yaghoobi-Ershadi MR, Khamesipour A, Mirhendi H, Alimohammadian MH, Rassi Y, Arandian MH, Jafari R, Abdoli H, Shareghi N, Ghanei M, Jalali-zand N (2010b) Dynamics of *Leishmania* infection rates in *Rhombomys opimus* (Rodentia: Gerbillinae) population of an endemic focus of zoonotic cutaneous leishmaniasis in Iran. Bull Soc Pathol Exot 103: 84-89

Akhavan AA (2011) Immune response of great gerbil against *Phlebotomus papatasi* saliva: Resposta imunitária de *Rhombomys opimus* contra *Phlebotomus papatasisaliva* e o seu papel na infeção por *Leishmania major*: Lambert Academic Publishing, 136 p

Akhavan AA, Ghods R, Jeddi-Tehrani M, Yaghoobi-Ershadi MR, Khamesipour A, Mahmoudi AR (2011) Produção e purificação de imunoglobulinas *anti-*

Rhombomys opimus. Iran J Arthropod Borne Dis. 5: 69-76

Akhoundi M, Baghaei A, Depaquit J, Parvizi P(2013) Caracterização molecular da infeção por leishmania em moscas da areia naturalmente infectadas capturadas num foco de leishmaniose cutânea (Irão oriental). J Arthropod Borne Dis7(2): 122-31

Alexander B, Young D (1992) Dispersão de flebotomíneos (Diptera: Psychodidae). Mem Inst Oswaldo Cruz 87: 397- 403

Alrajhi AA (2003) Cutaneous leishmaniasis of the Old World. Carta de terapia da pele. 8: 1-4

Alvar J, Velez ID, Bern C, Herrero M, Desjeux P, Cano J, et al. (2012) Leishmaniose a nível mundial e estimativas globais da sua incidência. PLoS One7:e35671

Anderson JM, Oliveira F, Kamhawi S, Mans BJ, Reynoso D, Seitz AE, Lawyer P, Garfield M, Pham M, Valenzuela JG (2006) Transcriptómica comparativa de glândulas salivares de moscas da areia vectoras de leishmaniose visceral. BMC Genomics 7: 52

Aquino DM, Caldas AJ, Miranda JC, Silva AA, Barral-Netto M, Barral A (2010) Estudo epidemiológico da associação entre anticorpos *anti-Lutzomyia longipalpis* na saliva e o desenvolvimento de hipersensibilidade de tipo retardado ao antigénio *de Leishmania*. Am J Trop Med Hyg83: 825-827

Araujo-Santos T, Prates DB, Andrade BB, Nascimento DO, Clarencio J, Entringer PF, Carneiro AB, Silva-Neto MA, Miranda JC, Brodskyn CI, Barral A, Bozza PT, Borges, VM (2010) A saliva *de Lutzomyia longipalpis* desencadeia a formação de corpos lipídicos e a produção de prostaglandina E em macrófagos murinos. PLoS Negl Trop Dis4: e873. doi:10.1371/journal.pntd.0000873

Azizi K, Fakoorziba MR, Jalali M, Moemenbellah-Fard MD (2012) Primeira deteção molecular de *Leishmania major* em *Phlebotomus salehi* naturalmente infetado de um foco de leishmaniose cutânea zoonótica no sul do Irão. Trop Biomed 29: 1-8

Bates PA (2007) Transmissão de promastigotas *de Leishmania* metacíclicos por flebotomíneos da areia. Int J Parasitol. 37: 1097-1106

Belkaid Y, Kamhawi S, Modi G, Valenzuela J, Noben-Trauth N, Rowton E, Ribeiro

J, Sacks DL (1998) Desenvolvimento de um modelo natural de leishmaniose cutânea: efeitos poderosos da saliva do vetor e da pré-exposição à saliva no resultado a longo prazo da infeção por *Leishmania major* na derme da orelha do rato. J Exp Med 188: 1941-1953

Belkaid Y, Valenzuela JG, Kamhawi S, Rowton E, Sacks DL, Ribeiro JM (2000) Delayed-type hypersensitivity to *Phlebotomus papatasi* sand fly bite: an adaptive response induced by the fly? Proc Natl Acad Sci USA97: 6704-6709

Belli A, Garcia D, Palacios X, Rodriguez B, Valle S, Videa E, Tinoco E, Marin F, Harris E (1999) Leishmaniose cutânea típica generalizada causada por *Leishmania (L.) chagasi* na Nicarágua. Am J Trop Med Hyg 61: 380-385

Ben Hadj Ahmed S, Kaabi B, Chelbi I, Derbali M, Cherni S, Laouini D, Zhioua E (2010a) Falta de proteção da pré-imunização com saliva de *Phlebotomus papatasi* colonizado a longo prazo contra o desafio experimental com *Leishmania major* e saliva de *P. papatasi* capturado na natureza. Am J Trop Med Hyg83: 512-514

Ben Hadj Ahmed S, Chelbi I, Kaabi B, Cherni S, Derbali M, Zhioua E (2010b) Diferenças nos efeitos salivares de *Phlebotomus papatasi* (Diptera: Psychodidae) capturado na natureza e colonizado no desenvolvimento de leishmaniose cutânea zoonótica em ratinhos BALB/c. J Med Entomol 47: 74-79

Ben Hadj Ahmed S, Kaabi B, Chelbi I, Cherni S, Derbali M, Laouini D, Zhioua E (2011) A colonização de *Phlebotomus papatasi* altera o efeito da pré-imunização com saliva, passando da falta de proteção para a proteção contra o desafio experimental com *Leishmania major* e saliva. Parasit Vectors4: 126

Ben-Ismail R, Smith DF, Ready PD, Ayadi A, Gramiccia M, Ben-Osman A, Ben-Rashid MS (1992) Sporadic cutaneous leishmaniasis in north Tunisia: Identificação do agente causador de *Leishmania infantum* através da utilização de uma sonda de diagnóstico de ácido desoxirribonucleico. Trans R Soc Trop Med Hyg 86: 508-510

Brodie TM, Smith MC, Morris RV, Titus RG (2007) Efeitos imunomoduladores da proteína maxadilan da glândula salivar *de Lutzomyia longipalpis* em macrófagos de ratinho. Infect Immun. 75: 2359-2365

Cameron MM, Pessoa FAC, Vasconcelos AW, et al. (1995) Fontes de farinha de açúcar para o mosquito da areia *Lutzomyia longipalpis* no Estado do Ceará, Brasil. Med Vet Ent 9:263-72

Carrasco J, Morrison A, Ponce C (1998) Behaviour of *Lutzomyia longipalpis* in an area of southern Honduras endemic for visceral/atypical cutaneous leishmaniasis. Ann Trop Med Parasitol 92: 869-876

Carregaro V, Sa-Nunes A, Cunha TM, Grespan R, Oliveira CJ, Lima-Junior DS, Costa DL, Verri WAJr, Milanezi CM, Pham VM, Brand DD, Valenzuela JG, Silva JS, Ribeiro JM, Cunha FQ (2011) Nucleósidos da glândula salivar *de Phlebotomus papatasi* melhoram a artrite induzida por colagénio murino ao prejudicar as funções das células dendríticas. J Immunol187: 4347-4359

Cerna P, Mikes L, Volf P (2002) Salivary gland hyaluronidase in various species of phlebotominesand flies (Diptera: psychodidae). Insect Biochem Mol Biol 32: 1691-1697

Clements MF, Gidwani K, Kumar R, Hostomska J, Dinesh DS, Kumar V, Das P, Muller I, Hamilton G, Volfova V, Boelaert M, Das M, Rijal S, Picado A, Volf P, Sundar S, Davies CR, Rogers ME (2010) Medição da exposição recente ao *Phlebotomus argentipes*, o vetor da Leishmaniose visceral indiana, utilizando respostas de anticorpos humanos à saliva do mosquito da areia. Am J Trop Med Hyg82: 801-807

Collin N, Gomes R, Teixeira C, Cheng L, Laughinghouse A, Ward JM, Elnaiem DE, Fischer L, Valenzuela JG, Kamhawi S (2009) Sand fly salivary proteins induce strong cellular immunity in a natural reservoir of visceral leishmaniasis with adverse consequences for *Leishmania*. PLoS Pathog5:e1000441. doi:10.1371/journal.ppat. 1000441

Costa DJ, Favali C, Clarencio J, Afonso L, Conceicao V, Miranda J C, Titus RG, Valenzuela J, Barral-Netto M, Barral A, Brodskyn CI (2004) *Lutzomyia* longipalpissalivarygland homogenate impairs cytokine production and expressão de moléculas coestimuladoras em monócitos e células dendríticas humanas.

Infect Immun. 72: 1298-1305

Coutinho-Abreu IV, Wadsworth M, Stayback G, Ramalho-Ortigao M, McDowell MA (2010) Expressão diferencial dos genes das glândulas salivares nas fêmeas do mosquito da areia *Phlebotomuspapatasi* (Diptera: Psychodidae). J Med Entomol 47: 1146-1155

Coutinho-Abreu IV, Mukbel R, Hanafi HA, Fawaz EY, El-Hossary SS, Wadsworth M, Stayback G, Pitts DA, Abo - Shehada M, Hoel DF, Kamhawi S, Ramalho - Ortigao M, McDowell MA (2011) Expression plasticity of *Phlebotomus papatasi* salivary gland genes in distinct ecotopes through the sand fly season. BMC Ecologia 11:24

Coutinho-Abreu IV e Ramalho-Ortigao M (2011) Genómica ecológica dos genes da glândula salivar do mosquito da areia: Uma visão geral. J Vetor Ecol. 36 (1): S58-63. doi:
10.1111/j. 1948-7134.2011.00112.x

de Moura TR, Oliveira F, Novais FO, Miranda JC, Clarencio J, Follador I, Carvalho EM, Valenzuela JG, Barral-Netto M, Barral A, Brodskyn C, DeOliveira CI (2007) Enhanced *Leishmania braziliensis* infection following preexposure to sand fly saliva. PLoS Negl Trop Dis1: e84.doi:10.1371/jour- nal.pntd.0000084

Desjeux P (2004) Leishmaniasis: current situation and new perspectives. Comp Immunol Microbiol Infect Dis 27: 305-318

Doha S, Shehata MG, El Said SM, el Sawaf BM (1991) Dispersão de *Phlebotomus papatasi* (Scopoli) e *P. langeroni* Nitzulescu em El Hammam, província de Matrouh, Egito. Ann Parasitol Hum Comp 66:69 -76

Dostalova A, Volf P(2012) *Leishmania* development in sand flies: parasite-vetor interactions overview. Parasit Vectors 5(1): p. 276.

Drahota J, Lipoldova M, Volf P, Rohousova I (2009) Especificidade da resposta imunitária anti-saliva em ratos repetidamente mordidos por *Phlebotomus sergenti*. Parasite Immunol31: 766-770

Dubrovskiy YA (1979) Biology of great gerbil-the principal carrier of the great of zoonotic cutaneous leishmaniasis.WHO Traveling Seminar on leishmaniasis control.ex-USSR Ministry of Health, 17p.ex-USSR

El Kammah KM (1973) Studies of autogeny in *Phlebotomus papatasi* (Scopoli) (Diptera: Psychodidae). J Med Ent 10:261-3

Elnaiem DA, Ward RD (1991) Response of the sand fly *Lutzomyia longipalpis* to an oviposition pheromone associated with conspecific eggs. Med Vet Ent 5: 87-91

Elnaiem DE, Meneses C, Slotman M, Lanzaro GC (2005) Genetic variation in the sand fly salivary protein, SP-15, a potential vaccine candidate against *Leishmaniamajor.* Insect Mol Biol 14: 145-150

el Sawaf BM, el Sattar SA, Shehata MG, Lane RP, Morsy TA (1994) Redução da longevidade e da fecundidade nos flebotomíneos *infectados com Leishmania.* Am J Trop Med Hyg51(6):767-70

Etemad E (1978) Mammals of Iran, vol.1.Rodents and their Identification Keys. Teerão, Sociedade Nacional de Guardiães dos Recursos Naturais e do Ambiente Humano

Emanuela H (2001) Leishmaniasis: Estado atual do desenvolvimento de vacinas. Clinical Microbiology reviews pp: 229-243

Ghosh KN, Mukhopadhyay J (1998) The effect of anti-sand fly saliva antibodies on *Phlebotomus argentipes* and *Leishmania donovani.* Int J Parasitol28: 275-281

Gibson G (2008) The environmental contribution to gene expression profiles. Nat Rev Genet 9(8): 575-581

Golenda CF, Klein T, Coleman R, Burge R, Ward RA, Seeley DC (1995) Depleção da proteína total da glândula salivar em *mosquitos Anopheles* alimentados com sangue. J Med Entomol32(3):300-305

Gomes RB, Brodskyn C, DeOliveira CI, Costa J, Miranda JC, Cal-das A, Valenzuela JG, Barral-Netto M, Barral A (2002) Seroconversão contra a saliva de *Lutzomyia longipalpis* concomitante com o desenvolvimento de hipersensibilidade de tipo retardado *anti-Leishmania chagasi.* J Infect Dis186: 1530-1534

Gomes R, Teixeira C, Teixeira MJ, Oliveira F, Menezes MJ, Silva C, de Oliveira CI, Miranda JC, Elnaiem DE, Kamhawi S, Valenzuela JG, Brodskyn CI (2008) A imunidade a uma proteína salivar de um vetor do mosquito da areia protege contra o desfecho fatal da leishmaniose visceral num modelo de hamster. Proc Natl Acad Sci US A 105: 7845-7850

Gomes R e Oliveira F (2012) A resposta imunitária às proteínas salivares do mosquito da areia e a sua influência na imunidade à *Leishmania*. Frontiers in Immunology.doi: 10.3389/fimmu.2012.00110

Gonzalez U, Pinart M, Reveiz L, Alvar J (2008) Interventions for OldWorld cutaneous leishmaniasis (Review).The Cochrane Library, JohnWiley & Sons, Ltd. Edição 4

Gossage SA, Rogers ME, Bates PA (2003) Two separate growth phases during the development of *Leishmania* in sand flies: implications for understanding the life cycle. Int J Parasitol 33: 1027-1034

Gramiccia M, Gradoni L (2005) The current status of zoonotic leishmaniasis and approaches to disease control. Int J parasitol 35:1169-1180

Hagedorn HH (2004) Mosquito endocrinology. Em Marquardt, W. C., Black Iv, W. C., Freier, J. E., Hagedorn, H. H., Hemingway, J., Higgs, S., James, A. A., Kondratieff, B., Moore, C. G. (Ed.) Biology of Disease Vectors. Burlington, Elsevier Academic Press

Hamarsheh O, Presber W, Abdeen Z, Sawalha S, Al-Lahem A, Schonian G (2007) Genetic structure of Mediterranean populations of the sand fly *Phlebotomuspapatasi* by mitochondrial cytochrome b haplotype analysis. Med Vet Entomol 21: 270-277

Hamarsheh O, Presber W, Yaghoobi-Ershadi MR, Amro A, Al-Jawabreh A, Sawalha S, Al-Lahem A, Das ML, Guernaoui S, Seridi N, Dhiman RC, Hashiguchi Y, Ghrab J, Hassan M, Schonian G (2009) Population structure and geographical subdivision of the *Leishmania major* vetor *Phlebotomus papatasi* as revealed by microsatellite variation.Med Vet Entomol 23(1):69-77

Hanafi HA, el Sawaf BM, Fryauff DJ, Beavers GM, Tetreault GE (1998) Suscetibilidade à *Leishmaniamajor* de diferentes populações de *Phlebotomus papatasi* (Diptera: Psychodidae) de regiões endémicas e não endémicas de Egito. Ann Trop Med Parasitol 92: 57-64

Hanafi HA, Fryauff DJ, Modi GB, Ibrahim MO, Main AJ (2007) Bionomics of phlebotomine sandflies at a peacekeeping duty site in the north of Sinai, Egypt. Ata Trop 101(2): 106-114

Handman E, Bullen DVR (2002) Interação da *Leishmania* com o macrófago hospedeiro. Trends Parasitol 18: 332-334

Hasko G, Szabo C, Nemeth ZH, Kvetan V, Pastores SM, Vizi E S (1996) Adenosine recetor agonists differentially regulate IL-10, TNF-alpha, and nitric oxide production in RAW 264.7 macrophages and in endotoxemic mice. J Immunol 157: 4634-4640

Hasko G, Kuhel DG, Chen JF, Schwarzschild MA, Deitch EA, Mabley JG, Marton A, Szabo C (2000) Adenosine inhibits IL-12 and TNF-[alpha] production via adenosine A2 a recetor-dependent and independent mechanisms. FASEBJ 14: 2065-2074

Heukeshoven J, Dernick R (1985) Simplified method for silver staining of proteins in polyacrylamide gels and the mechanism of silver staining. Electrophoresis 6: 103-112

Ibrahim ME, Smith AJ, Ali MH, Barker DC, Kharazmi A (1994) A reação em cadeia da polimerase pode revelar a ocorrência de infecções naturalmente mistas com parasitas *Leishmania*. Ata Trop 57:327-332

Jacobson RL, Studentsky L, Schlein Y (2007) Actividades glicolíticas e quitinolíticas de *Phlebotomus papatasi* (Diptera: Psychodidae) de diversos habitats ecológicos. Folia Parasitol 54: 301-309

Janini R, Saliba E, Kamhawi S (1995) Species composition of sand flies and population dynamics of *Phlebotomus papatasi* (Diptera: Psychodidae) in the southern Jordan Valley, an endemic focus of cutaneous leishmaniasis. J Med Entomol 32: 822-826

Jarvis EK, Rutledge LC (1992). Observações laboratoriais sobre o acasalamento e as agregações em *Lutzomyia longipalpis* (Diptera: Psychodidae). J Med Ent 29: 171

Javadian E, Tesh R, Saidi S, Nadim A (1977) Studies on the epidemiology of sandfly fever in Iran. Padrão de alimentação do hospedeiro em *Phlebotomuspapatasi* numa zona endémica da doença. Am J Trop Med Hyg. 26: 294-298

Javadian E (1988) Reservoir host of cutaneouse leishmaniasis in Iran. Resumos do XII Congresso Internacional de Medicina Tropical e Malária, 18-23 de setembro de 1988, Amesterdão, Países Baixos, p. 52

Javadian E, Dehestani M, Nadim A, Rassi Y, Tahvildare-Bidruni Gh, Seyedi-Rashti MA, Shadmehr A (1998) Confirmação de *Tatera indica* (Rodentia:Gerbillidae) como principal hospedeiro reservatório da leishmaniose cutânea zoonótica no oeste do Irão. Iranian J Publ Health. 27: 55-60

Javadian E (2008) Epidemiologia da leishmaniose cutânea no Irão. In: *Leishmania* parasites and leishmaniasis. Nadim A, Javadian E, Mohebali M e Zamen-Momeni A (Eds).Academic Press Center. Teerão, Irão. pp: 191-211

Jin W, Riley RM, Wolfinger RD, White KP, Passador-Gurgel G, Gibson G (2001) The contributions of sex, genotype and age to transcriptional variance in *Drosophila melanogaster.* Nat Genet29(4): 389-395

Jochim RC, Teixeira CR, Laughinghouse A, Mu J, Oliveira F, Gomes RB, Elnaiem DE, Valenzuela JG (2008) O transcriptoma do intestino médio de *Lutzomyia longipalpis:* análise comparativa de bibliotecas de cDNA de moscas da areia alimentadas com açúcar, alimentadas com sangue, pós-digeridas e *infectadas com Leishmania infantum chagasi.* BMC Genomics 9: 15. doi:10.1186/1471-2164-9-15

Kamhawi S, Abdel Hafez SK, Molyneux DH (1991) The behavior and dispersal of sand flies in Ras el Naqb, South Jordan with particular emphasis on *Phlebotomus kazeruni.* Parassitologia 33: 307-14

Kamhawi S, Belkaid Y, Modi G, Rowton E, Sacks D (2000) Protection against cutaneous leishmaniasis resulting from bites of uninfected sand flies. Science290: 1351-1354

Kamhawi S, Ramalho-Ortigao M, Pham VM, Kumar S, Lawyer PG, Turco SJ, Barillas-Mury C, Sacks DL, Valenzuela JG (2004) A role for insect galectins in parasite survival. Célula 119: 329-341

Kamhawi S (2006) Phlebotomine sand flies and *Leishmania* parasites: friends of foes? Trends Parasitol 22: 439-445

Kassiri H, Naddaf SR, Mohebali M, Javadian E (2012) Caracterização molecular da infeção por *Leishmania* em moscas da areia da província de Sistan va Baluchistan, sudeste do Irão. Jundishapur J Microbiol 5(2): 430-433

Katz O, Waitumbi JN, Zer R, Warburg A (2000) Adenosine, AMP, and protein phosphatase activity in sandfly saliva. Am J Trop Med Hyg62: 145-150

Kato H, Anderson JM, Kamhawi S, Oliveira F, Lawyer PG, Pham VM, Sangare CS, Samake S, Sissoko I, Garfield M, Sigutova L, Volf P, oumbia SD, Valenzuela JG (2006) Alto grau de conservação entre as proteínas secretadas pelas glândulas salivares de duas populações de flebotomíneos *Phlebotomus duboscqi* geograficamente distantes (Mali e Quénia). BMC Genomics 7: 226

Khamesipour A (2014) Vacinas terapêuticas para a leishmaniose. Opinião Especializada Biol Ther 14 (11)

Killick-Kendrick R, Rioux J-A, Bailly M,Guy MW, Wilkes TJ, Guy FM, Davidson I, Knechtli R, Ward RD, Guilvard E, et al. (1984) Ecology of leishmaniasis in the south of France. 20. Dispersão de *Phlebotomus ariasi* Tonnoir, 1921 como fator de propagação da leishmaniose visceral em Ce'vennes. Ann Parasitol Hum Comp 59: 555-72

Killick-Kendrick R (1987) Locais de reprodução de *Phlebotomus ariasi* no foco de leishmaniose de Ce'vennes, no sul de França. Parassitologia 29: 181-91

Killick-Kendrick R, Killick-Kendrick M (1987) Honeydew of aphids as a source of sugar for *Phlebotomus ariasi*. Med Vet Ent 1:297-302

Killick-Kendrick M, Killick-Kendrick R (1991) The initial establishment of sand fly colonies. Parasitologia 33: 315-320

Killick-Kendrick R (1999) The Biology and Control of Phlebotomine Sand Flies.Clinics in Dermatology. 17:279-289

Lane RP, Pile MM, Amerasinghe FP (1990) Anthropophagy and aggregation behavior of the sand fly *Phlebotomus argentipes* in Sri Lanka. Med Vet Ent 4: 79-88

Lane RP (1993) Sandflies (Phlebotominae). In: Lane RP, Crosskey RW, editores. Medical insects and arachnids. London: Chapman & Hall. pp:78 -119

Lanzaro GC, Lopes AH, Ribeiro JM, Shoemaker CB, Warburg A, Soares M, Titus RG (1999)   Variação do peptídeo salivar maxadilan em espécies da família Complexo *Lutzomyia longipalpis*. Insect Mol Biol8: 267-275

Lawyer PG, Young DG (1991) Diapause and quiescence in *Lutzomyia diabolica* (Diptera: Psychodidae). Parassitologia 33: 353- 60

Lerner EA, Ribeiro JM, Nelson R J, Lerner MR (1991) Isolamento do maxadilan, um potente péptido vasodilatador das glândulas salivares do mosquito da areia *Lutzomyia longipalpis*. J Biol Chem266: 11234-11236

MacVicker JAK, Moore JS, Molyneux DH, et al. (1990) Honeydew sugars in wild-caught Italian phlebotomine sandflies (Diptera: Psychodidae) as detected by high performance liquid chromatography. Bull Ent Res 80:339-44

Marinotti O, James AA, Ribeiro JM (1990) Diet and salivation in the female *Aedes aegypti* mosquitoes. J Insect Physiol14: 545-548

Marinotti O, Calvo E, Nguyen QK, Dissanayake S, Ribeiro JM, James AA (2006) Genome-wide analysis of gene expression in adult *Anopheles gambiae*. Insect Mol Biol15(1): 1-12.

Maroli M, Khoury C (2004) Prevention and control of leishmaniasis vectors: current approaches. Parassitologia 46: 211-215.

Marzouki S, Ben Ahmed M, Boussof- fara T, Abdeladhim M, BenAleya- Bouafif N, Namane A, Hamida NB, BenSalah A, Louzir H (2011) Caracterização da resposta de anticorpos à saliva de *Phlebotomus papatasi* em pessoas que vivem em áreas endémicas de leishmaniose cutânea. Am J Trop Med Hyg 84: 653-661

Marzouki S, Abdeladhim M, Ben Abdessalem C, Oliveira F, Ferjani B, Gilmore D, Louzir H, Valenzuela JG, Ben Ahmed M (2012) O antigénio salivar SP32 é o alvo imunodominante da resposta de anticorpos a picadas *de Phlebotomus papatasi*

em humanos. PLoS Negl Trop Dis 6(11): e1911. doi:10.1371/journal.pntd. 0001911

Mesghali A, Seyedi-Rashti MA (1968) Phlebotominae (Diptera) of Iran. IV. Mais informações sobre *Phlebotomus (Phlebotomus) salehi* Mesghali, 1965. Bull Soc Pathol Exot. 61: 768-772

Modi GB, Tesh RB (1983) A simple technique for mass rearing *Lutzomyia longipalpis* and *Phlebotomuspapatasi* (Diptera, Psychodidae) in the laboratory. J Med Entomol 20: 568-569

Mohebali M, Javadian E, Yaghoobi-Ershadi MR, Akhavan AA, Hajjaran H, Abaei MR (2004) Characterization of *leishmania* infection in rodents from endemic areas of Islamic Republic of Iran. EMHJ 10:591-599

Moore JS, Kelly TB, Killick-Kendrick R, et al. (1987) Honeydew sugars in wild - caught *Phlebotomus ariasi* detected by high performance liquid hromatography (HPLC) and gas chromatography (GC). Med Vet Ent 1:427-34

Morris RV, Shoemaker CB, David JR, Lanzaro GC, Titus RG (2001) Sand fly maxadilan exacerba a infeção por *Leishmania major* e a vacinação contra esta bactéria protege contra a infeção por *L. major*. J Immunol167: 5226-5230

Mukhopadhyay J, Ghosh K(1999) Vetor potential of *Phlebotomus duboscqi* and *P. papatasi*: a comparison of feeding behavior, reproductive capacity and experimental infection with *Leishmania major*. Anais de Medicina Tropical e Parasitologia 93:309-318

Nadim A, Mesghali A, Amini H (1968) Epidemiology of cutaneous leishmaniasis in the Isfahan province of Iran. Parte III. O vetor Trans R Soc Trop Med

Nadim A, Javadian E, Seyedi-Rashti MA (1994) Epidemiology of leishmaniasis in Iran. In: Ardehali S, Rezaei R, Nadim A (eds.), *Leishmania* parasite and leishmaniasis. Centro de Publicações da Universidade de Teerão. pp. 176-208

Nekouie H, Assmar M, Razavi MR, Naddaf SR (2006) A study on *Leishmania* infection rate among *Phlebotomus* spp. collected from Abardejh district, Iran. Iran J Vet R. 7(4): 77-81

Oliveira F, Kamhawi S, Seitz AE, Pham VM, Guigal PM, Fischer L, Ward J, Valenzuela JG (2006) Do transcriptoma ao imunoma: identificação de proteínas indutoras de DTH a partir de uma biblioteca de cDNA da glândula salivar *de*

Phlebotomus ariasi. Vacina24: 374-390

Oliveira F, Lawyer PG, Kamhawi S, Valenzuela JG (2008) A imunidade a proteínas salivares distintas do mosquito da areia prepara a resposta imunitária *anti-Leishmania* para a proteção ou exacerbação da doença. PLoS Negl Trop Dis 2: e226. doi:10.1371/journal.pntd.0000226

Oliveira F, de Carvalho AM, de Oliveira CI (2013) Saliva de *mosquito-da-areia-Leishmania-homem*: o trio de gatilho. Front Immunol 4:375. doi: 10.3389/fimmu.2013.00375

Oshaghi MA, Yaghobi-Ershadi MR, Abbassi M, Parvizi P, Akhavan AA, Rahimi Foroshani A, Zahraei AR, Rassi Y, Mohtarami F (2008) Deteção de *Leishmania major* em moscas da areia naturalmente infectadas utilizando semi nested-PCR. Iranian J Publ Health 37(4): 59-64

Oshaghi MA, Rasolian M, Shirzadi MR, Mohtarami F, Doosti S (2010) Primeiro relatório sobre o isolamento de *Leishmania tropica* de moscas da areia de um foco clássico de leishmaniose cutânea urbana no sul do Irão. Exp Parasitol 126(4): 445-450

Parvizi P, Ready PD (2008) Nested PCRs e sequenciação de fragmentos de ITS-rDNA nuclear detectam três espécies de *leishmania* de gerbos em moscas da areia de focos iranianos de leishmaniose cutânea zoonótica. Trop Med Int Health 13:1159-1171

Peters NC, Kimblin N, Secundino N, Kamhawi S, Lawyer P, Sacks DL (2009) Transmissão pelo vetor da imunidade protetora induzida pela vacina *Leishmaniaabrogates*. PLoS Pathog 5(6): e1000484. doi:10.1371/journal.ppat.1000484

Pimenta PF, Turco SJ, McConville MJ, Lawyer PG, Perkins PV, Sacks DL (1992) Adesão específica da fase de promastigotas *de Leishmania* ao intestino do mosquito da areia. Ciência 256, 1812-1815

Postigo JA (2010) Leishmaniasis in the World Health Organization Eastern Mediterra-nean Region. Int J Antimicrob Agents 36:S62-5

Prates DB, Santos LD, Miranda JC, Souza AP, Palma MS, Barral-Netto M, Barral A

(2008) Alterações nas quantidades de proteínas totais das glândulas salivares de *Lutzomyia longipalpis* (Diptera: Psychodidae) de acordo com a idade e a dieta. J Med Entomol45(3): 409-413.

Prates DB, Araujo-Santos T, Luz NF, Andrade BB, Franca-Costa J, Afonso L, Clarencio J, Miranda JC, Bozza PT, Dosreis GA, Brod-skyn C, Barral-Netto M, Borges VM, Barral A (2011) A saliva de *Lutzomyia longipalpis* provoca apoptose e aumenta a carga parasitária nos neutrófilos. J Leukoc Biol 90: 575-582.

Quate LW (1964) *Phlebotomus* sandflies of the Paloich area in the Sudan. J Med Ent 1:213- 68

Raikhel AS (2004) Vitellogenesis of disease vectors, from physiology to genes. Em Marquardt, W. C. (Ed.) Biology of Disease Vectors, Burlington, Elsevier Academic Press

Ramalho-Ortigao M, Jochim RC, Anderson JM, Lawyer PG, Pham VM, Kamhawi S, Valenzuela JG (2007) Exploring the midgut transcriptome of *Phlebotomus papatasi:* comparative analysis of expression profiles of sugar-fed, blood-fed and *Leishmania major-infected* sandflies. BMC Genomics8(300)

Rassi Y, javadian E, Amin M, Rafizadeh S, vatandoost H, Motazedian H (2006) *Meriones libycus* é o principal reservatório da leishmaniose cutânea zoonótica no sul da República Islâmica do Irão. EMHJ 12: 474-477

Rassi Y, Oshaghi MA, Azani SM, Abaie MR, Rafizadeh S, Mohebai M, Mohtarami F, Zeinali Mk (2011) Deteção molecular da infeção por *Leishmania* devido a *Leishmania major* e *Leishmania turanica* nos vectores e no hospedeiro reservatório no Irão. Vetor Borne Zoonotic Dis 11(2):145-50. doi: 10.1089/vbz.2009.0167

Rathi SK, Pandhi RK, Chopra P, Khanna N (2005) Post-kala-azar dermal leishmaniasis: a histopathological study. J Dermatol Venereol Leprol 71: 250-53

Reithinger R, Mohsen M, Wahid M, Bismullah M, Quinnell RJ, Davies CR, Kolaczinski J, David JR (2005) Eficácia da termoterapia no tratamento da leishmaniose cutânea causada por *Leishmania tropica* em Cabul, Afeganistão: um ensaio aleatório e controlado. Clin Infec Dis 40: 1148-54

Reithinger R, Dujardin JC, Louzir H, Pirmez C, Alexander B, Brooker S (2007) Leishmaniose cutânea. Lancet Infect Dis. 7: 581-96

Ribeiro JMC, Rossignol PA, Spielman A (1986) Blood-finding strategy of a capillaryfeeding sand fly, *Lutzomyia longipalpis*. Comp Biochem Physiol 83A: 683-686

Ribeiro JM (1987) O papel da saliva na alimentação sanguínea dos artrópodes. Ann Rev Entomol 32: 463-478

Rohousova I, Volf P, Lipoldova M (2005a) Modulação da resposta imunitária celular murina e da produção de citocinas pelo lisado da glândula salivar de três espécies de moscas da areia. Parasite Immunol27: 469-473

Rohousova I, Ozensoy S, Ozbel Y, Volf P (2005b) Deteção da resposta de anticorpos específicos da espécie em humanos e ratos picados por moscas da areia. *Parasitologia* 130: 493-499

Rohousova I, Hostomska J, Vlkova M, Kobets T, Lipoldova M, Volf P (2011) O efeito protetor contra a infeção por *Leishmania* conferido pelas picadas do mosquito da areia limita-se a uma exposição de curta duração. Int J Parasitol41: 481-485

Rogers ME, Chance ML, Bates PA (2002) The role of promastigote secretory gel in the origin and transmission of the infective stage of *Leishmania mexicana* by the sandfly *Lutzomyia longipalpis*. Parasitologia 124: 495-507

Rogers ME, Ilg T, Nikolaev AV, Ferguson MA, Bates PA (2004) A transmissão da leishmaniose cutânea por moscas da areia é reforçada pela regurgitação de PPG. Nature430: 463-467

Rogers M, Kropf P, Choi BS, Dillon R, Podinovskaia M, Bates P, Muller I (2009) Proteophosophoglycans regurgitated by *Leishmania-infected* sandflies target the L-arginine metabolism of host macrophages to promote parasite survival. PLoS Pathog 5: e1000555. doi:10.1371/journal.ppat.1000555

Sacks DL, Perkins PV (1985) Desenvolvimento de promastigotas *de Leishmania* em fase infecciosa em flebotomíneos. Am J Trop Med Hyg 34: 456-459

Samuelson J, Lerner E, Tesh R, et al. (1991) A mouse model of *Leishmania braziliensis* infection produced by coinjection with sand fly saliva. J Exper Med 173: 49 -54

Schlein Y, Warburg A, Schnur LF, Gunders AE(1982a) Leishmaniasis in the JordanValley II. Sandflies and transmission in the central endemic area. Transacções da Sociedade Real de Medicina Tropical e Higiene76:582-586

Schlein Y, Gunders AE, Warburg A (1982b) Leishmaniasis in the Jordan Valley, I. Attraction of Phlebotomus papatasi (Psychodidae) to turkeys. Ann Trop Med Parasitol 76:517-520

Schlein Y, Warburg A (1986) Phytophagy and the feeding cycle of *Phlebotomus papatasi* (Diptera: Psychodidae) under experimental conditions. J Med Ent 23(1):11-5

Schlein Y, Jacobson RL, Shlomai J (1991) Chitinase secreted by *Leishmania* functions in the sandfly vetor. Proc Roy Soc Lond B 245: 121-126

Schlein Y, Jacobsen RL, Messer G (1992) As infecções por *Leishmania* danificam o mecanismo de alimentação do vetor do mosquito da areia e implementam a transmissão do parasita por picada. Proc Nat Acad Sci 89:9944-8

Schlein Y e Jacobson RL (2000) A fotossíntese modula a alimentação vegetal de *Phlebotomuspapatasi* (Diptera: Psychodidae). J Med Entomol 37: 319-324

Schlein Y e Jacobson RL (2001) Hunger tolerance and *Leishmania* in sandflies. Nature 414: 168

Schlein Y e Jacobson RL (2002) Relação entre a suscetibilidade de *Phlebotomus papatasi* a *Leishmania major* e a tolerância à fome. Parasitologia 125: 343-348

Seyedi-Rashti MA, Nadim A (1992) The genus *Phlebotomus* (Diptera: Psychodidae: Phlebotominae) of the countries of the Eastern Mediterranean Region. Iranian J Publ Health 21: 11-50

Shahbazi F, Shahabi S, Kazemi B, Mohebali M,Abadi AR, Zare Z (2008) Avaliação do ensaio PCR no diagnóstico e identificação da leishmaniose cutânea: uma comparação com os métodos parasitológicos. Parasitol Res 103:1159-1162

Shakarian AM, Dwyer DM (2000) *A Leishmania* patogénica segrega quitinases antigenicamente relacionadas que são codificadas por um locus genético altamente conservado. Exp Parasitol 94: 238-242

Sharbatkhori M, Spotin A, Taherkhani H, Roshanghalb M, Parvizi P (2014) Variação molecular em parasitas *Leishmania* de espécies de moscas da areia de uma leishmaniose cutânea zoonótica no nordeste do Irão. J Vetor Borne Dis 51: 16-21

Sharma U, Singh S (2008) Insectos vectores de *Leishmania:* distribuição, fisiologia e seu controlo. J Vetor Borne Dis 45: 255-272

Silva F, Gomes R, Prates D, Miranda JC, Andrade B, Barral-Netto M, Barral A (2005) Infiltração de células inflamatórias e elevada produção de anticorpos em ratinhos BALB/c causada pela exposição natural a picadas de *Lutzomyia longipalpis*. Am J Trop MedHyg72: 94-98

Srinivasan R, Radjame K, Panicker KN, et al. (1995) Response of gravid *Phlebotomus papatasi* females to an oviposition attractant/stimulant associated with conspecific eggs. Indian J Exper Biol 33:757- 60

Strelkoova MV (1996) Progress in studies on Central Asian foci of zoonotic cutaneous leishmaniasis a review. folia Parasitol 43:1-6

Strelkova MV, Elseev LN, Ponirovsky EN, Dergacheva TL, Annacharyeva Dk, Erokhin PI, Evans DA (2001) Mixed leishmanal infection in *Rhombomys opimus* : a key to the persistence of *Leishmanha major* from one transmission season to the next. Ann Trop Med Parasitol 95:811-819

Tavares NM, Silva RA, Costa DJ, Pitombo MA, Fukutani KF, Miranda JC, Valenzuela JG, Barral A, DeOliveira CI, Barral- Netto M, Brodskyn C (2011) A saliva *de Lutzomyia longipalpis* ou a proteína salivar LJM19 protege contra *Leishmania braziliensis* e a saliva de seu vetor, *Lutzomyia intermedia*. PLoS Negl Trop Dis5: e1169. doi:10.1371/journal.pntd.0001169

Theodos C, Ribeiro JMC, Titus RG (1991) Análise do efeito de reforço da saliva do mosquito da areia na infeção por *Leishmania* em ratinhos. Infect Immunity 59:1592- 8

Thiakaki M, Rohousova I, Volfova V, Volf P, Chang KP, Soteriadou K (2005) Sand fly specificity of saliva-mediated protective immunity in *Leishmania amazonensis-BALB/c* mouse model. Microbes Infect 7: 760-766

Titus RG, Ribeiro JMC (1988) Lisados de glândulas salivares do mosquito da areia *Lutzomyia*

longipalpis aumentam a infecciosidade *de Leishmania.* Ciência 239:1306-8

Trouillet J, Vattier-Bernard G (1979) Cycle annuel de *Sergentomyia hamoni* (Abonnenc, 1958) (Diptera, Phlebotomidae)en Re'publique populaire du Congo Ann Parasitol HumComp 54: 665-72

Ungerer MC, Johnson LC, Herman MA (2008) Ecological genomics: understanding gene and genome function in the natural environment. Hereditariedade 100:178-183

Valenta D, Killick-Kendrick R, Killick-Kendrick M (2000). Cortejo e acasalamento em *Phlebotomus duboscqi* (Diptera: Psychodidae), um vetor de leishmaniose cutânea zoonótica na Região Afrotropical. Med Vet Entomol 14(2): 207-212

Valenzuela JG, Belkaid Y, Garfield MK, Mendez S, Kamhawi S, Rowton ED, Sacks DL, Ribeiro JM (2001) Toward a defined *anti-Leishmania* vaccine targeting vetor antigens: characterization of a protective salivary protein. J Exp Med194: 331-342

Vlkova M, Rohousova I, Drahota J, Stanneck D, Kruedewagen EM, Mencke N, Otranto D, Volf P (2011) A resposta dos anticorpos caninos às picadas *de Phlebotomus perniciosus* correlaciona-se negativamente com o risco de transmissão de *Leishmania infantum.* PLoS Negl Trop Dis.5: e1344. doi:10.1371/journal.pntd.0001344

Volf P, Tesarova P, Nohynkova E (2000) Salivary proteins and glycoproteins in sand flies of various species, sex, and age. Med & Vet Entomol 14: 251-256

Volf P, Rohousova I (2001) Antigénios específicos da espécie em glândulas salivares de flebotomíneos. Parasitol 1222: 37-41

Von Stebute (2007) Immunology of cutaneous leishmaniasis: the role of mast cells, phagocytes and dendritic cells for protective immunity. Eur J Dermatol 17: 11522

Warburg A, Saraiva E, Lanzaro GC, Titus RG, Neva F (1994) A saliva das espécies irmãs de *Lutzomyia longipalpis* difere na sua composição e na sua capacidade de aumentar a leishmaniose. Philos Trans R Soc Lond B Biol Sci 345: 223-230

Ward RD, Morton IE (1991) Pheromones in mate choice and sexual isolation between siblings of *Lutzomyia longipalpis* (Diptera: Psychodidae). Parassitologia 33: 527-33

OMS (2010) Controlo da Leishmaniose: Relatório de uma reunião do comité de peritos da OMS sobre o controlo das leishmanioses. Série de Relatórios Técnicos da OMS, n.º 949. Genebra: OMS

Wheat WH, Pauken KE, Morris R V, Titus RG (2008) *Lutzomyia longipalpis* salivary peptide maxadilan alters murine dendritic cell expression of CD80/86, CCR7, and cytokine secretion and reprograms dendritic cell-mediated cytokine release from cultures containing allogeneic T cells. J Immunol180: 8286-8298

Wu WK e Tesh RB (1990) Genetic factors controlling susceptibility to *Leishmania major* infection in the sand fly *Phlebotomuspapatasi* (Diptera: Psychodidae). Am J Trop Med Hyg 42: 329-334

Yaghoobi-Ershadi MR, Javadian E, Tahvildare-Bidruni Gh (1994) O isolamento de *Leishmanha major* de *Phlebotomus (paraphleboyomus)caucasicus,* na província de Isfahan, República Islâmica do Irão. Trans R Soc Trop Med Hyg. 88: 518-519

Yaghoobi-Ershadi MR, Javadian E, Kanani A (1995) Host preference pattern of phlebotomine sandflies of Borkhar rural district, Isfahan Province, Iran. Ata Trop. 60: 155-158

Yaghoobi-Ershadi MR, Javadian E (1996) Epidemiological study of reservoir hosts in an endemic area of zoonotic cutaneous leishmaniasis in Iran. Boletim W.H.O. 74: 587-590

Yaghoobi-Ershadi MR, Akhavan AA, Mohebali M (1996) *Meriones libycus* e *Rhombomys opimus* (Rodentia: gerbillidae) são os principais hospedeiros reservatórios num novo foco de leishmaniose cutânea zoonótica no Irão. Trans R Soc Trop Med Hyg 90: 503-4

Yaghoobi-Ershadi MR, Javadian E (1997) Studies on sandflies in a hyperendemic area of zoonotic cutaneous leishmaniasis in Iran. Indian J Med Res 105:61-66

Yaghoobi-Ershadi MR, Akhavan AA (1999) Levantamento entomológico de flebótomos (Diptera: Psychodidae) num novo foco de leishmaniose cutânea zoonótica no Irão. Ata Trop. 73: 321-326

Yaghoobi-Ershadi MR, Akhavan AA, Zahraei-Ramazani AR, Abaei MR, Ebrahimi B, Vafaei-Nezhad R, Hanafi-Bojd AA, Jafari R (2003) Estudo epidemiológico num novo foco de leishmaniose cutânea na República Islâmica do Irão. EMHJ 9:816-826

Yaghoobi-Ershadi MR, Akhavan AA, Zahraei-Ramazani AR, jalali-zand AR, Piazak N (2005) Bionomics of *Phlebotomus papatasi* (Diptera:psychodidae) in an endemic focus of zoonotic cutaneous leishmaniasis in Iran. J vetor Ecol 30:115118

Yaghoobi-Ershadi MR, Shirani-Bidabadi L, Hanafi-Bojd AA, Akhavan AA, Zeraati H (2007) Colonização e biologia do *Phlebotomus papatasi,* o principal vetor da leishmaniose cutânea devida à Leshmania major. Iran J Public Health 36(3):21-26

Yaghoobi-Ershadi MR, Hakimiparizi M, Zahraei-Ramazani AR, Abdoli H, Akhavan AA, Aghasi A, Arandian AA, Ranjbar AA (2010) Vigilância do mosquito da areia num foco epidémico emergente de leishmaniose cutânea no sudeste do Irão. Iran J Arthropod-Borne Dis 4(1): 17-23

Yaghoobi-Ershadi MR (2012) Phlebotomine Sand Flies (Diptera: Psychodidae) in Iran and their Role on *Leishmania* Transmission. J Arthropod -Borne Dis 6: 1-17

Yin H, Norris DE, Lanzaro GC (2000) As espécies irmãs do complexo *Lutzomyia longipalpis* diferem nos níveis de expressão do ARNm para o péptido salivar, maxadilan. Insect Mol Biol 9: 309-314

Young DG, Perkins PV (1984) Phlebotomine sand flies of North America (Diptera: psychodidae). J Am Mosq Control Assoc 44: 263-304. Hilda Munoz, Ilustradora

Yuval B, Warburg A, Schlein Y (1988) Leishmaniasis in the Jordan Valley. V Caraterísticas de dispersão da mosca da areia *Phlebotomus papatasi.* Med Vet Ent 2: 391-5

Yuval B (1991) Populações de *Phlebotomus papatasi* (Diptera: Psychodidae) e o risco de transmissão de *Leishmania major* em três habitats do Vale do Jordão. J

Med Entomol 28: 492-495

Zeledon R, Murillo J, Gutierrez H (1984) Ecologia de *Lutzomyia longipalpis* (Lutz & Neiva, 1912) e possibilidades da existência de leishmaniose visceral na Costa Rica. Mem Inst Oswaldo Cruz 79: 455-459

Zeledon R, Hidalgo H, Viquez A, Urbina A (1989) A typical cutaneous leishmaniasis in a semiarid region of north-west Costa Rica. Trans R Soc Trop Med Hyg 83: 786

Zhioua E (2009) Diferenças no efeito salivar de Phlebotomus papatasi Scopoli (Diptera: Psychodidae) capturado na natureza versus colonizado no desenvolvimento de leishmaniose cutânea zoonótica em ratinhos BALB/c. Livro de reuniões de Leishmania: Collaborative Research Opportunities in North Africa and the Middle East, Instituto Nacional de Alergia e Doenças Infecciosas, Instituto Nacional de Saúde, Tunis, Tunísia, 22-25 de junho de 2009, página 74.

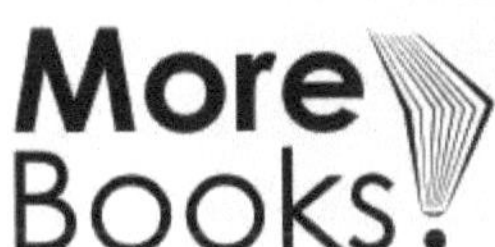

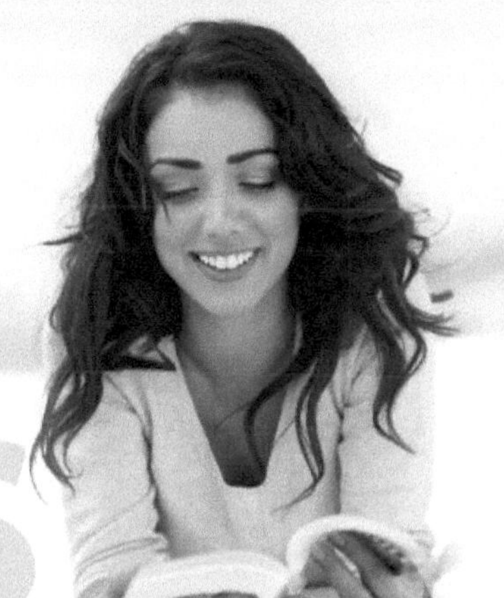

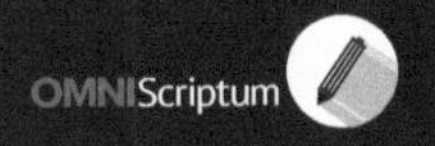

info@omniscriptum.com
www.omniscriptum.com
OMNIScriptum